てんかん発作
こうすればだいじょうぶ

発作と介助

【改訂新版】

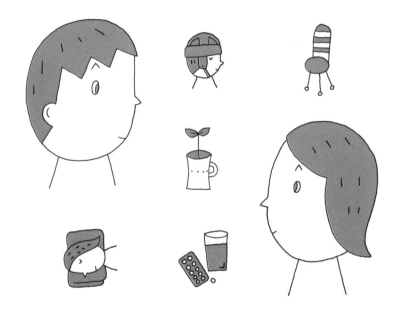

川崎 淳●著

公益社団法人
日本てんかん協会●編

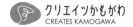
クリエイツかもがわ
CREATES KAMOGAWA

「てんかん」入門シリーズ1

てんかん発作こうすればだいじょうぶ ― 発作と介助【改訂新版】
CONTENTS/ もくじ

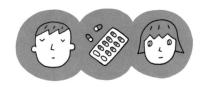

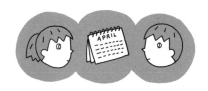

▶DVD　このマークのある発作・介助・対応は、DVD に実演を収録しています。

発刊にあたって

　てんかんと診断された人やその家族は、何が知りたいでしょうか。てんかんとはどんな病気なのか、自身あるいはわが子のてんかんはどんなタイプなのか、それは治るのか、どういう治療法が良いのか、発作にどう対応すれば良いのか、日常生活で気をつけることはどんなことか……、さまざまな不安や疑問が駆けめぐることだろうと思います。

　こうしたてんかんのある本人や家族そして支援者の「ここが知りたい」というニーズに応えるために、協会が主催するてんかん基礎講座で「わかりやすい」と受講者に人気がある川崎淳先生に執筆をお願いし、てんかん入門シリーズの第1巻として『てんかん発作こうすればだいじょうぶ　発作と介助』を2008年に発刊しました。

　この初版本は、専門用語をできる限り少なくし、イラストもたくさん使用してわかりやすく解説しており、付属のDVDは生きた教材として使用できることから、学校や福祉事業所などでも幅広く活用され、高い評価を得ました。

　その後2014年には、学校、作業所、職場での対応を加筆し、DVDもリニューアルして改訂版を発刊しました。以降、ロングセラーとなり5刷まで発刊しました。

　今回は、発作型分類とてんかん分類を、2019年に日本てんかん学会が発表した「国際抗てんかん連盟（ILAE）のてんかん発作型分類とてんかん分類2017」の日本語版に対応する形にリニューアルし、改訂新版として発刊いたしました。

　本書の発刊にあたり、今回も全面的にご尽力いただきました川崎淳先生、新分類への改訂にご尽力いただきました日本てんかん学会分類・用語委員会の寺田清人先生、そして出版に多大なご協力をいただきましたクリエイツかもがわの皆さんに、心から感謝申し上げます。本書が、てんかん発作と介助についての正しい知識を全国に広め、てんかんのある人も病気正しく理解し、安心して地域で暮らしていけるための一助となることを願っています。

2021年10月

公益社団法人 日本てんかん協会　会長　梅本里美

4

第 1 章 | てんかんとは

1

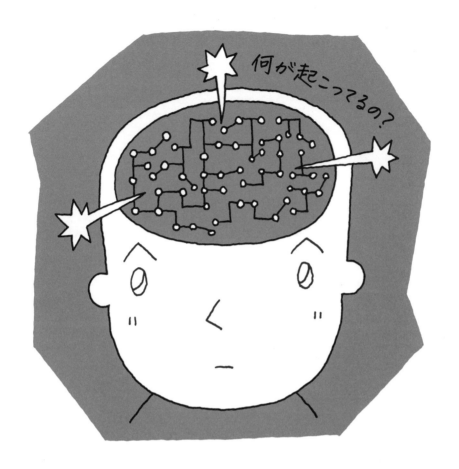

何が起こってるの？

1　てんかんとは

　脳にはいろいろな部分があるのですが、その中の一番大きい部分が大脳です。大脳は私たちの日常生活の情報を取り入れたり、判断したり、運動の命令を下すための司令室です。その活動のもとになる情報を伝達するのが神経細胞です。神経細胞は電気信号によってスイッチが入ったり切れたりします。

　普通は必要な部分の神経細胞だけにスイッチが入るのですが、てんかん発作の際は、多くの神経細胞にいっせいにスイッチが入ってしまい、さまざまな症状が起こるのです。このようにして起こる、発作をくり返す病気をてんかんと言います。

　これを少し難しい言葉で言いますと、「てんかんとは、大脳の神経細胞が過剰に興奮することによって、さまざまな発作を起こす病気である」ということに

なります。発作には後で述べるようにさまざまな種類がありますが、普通は数分以内の短いもので、発作が終わればいつもの状態に戻ります。

　検査としては一番大事なものが脳波[1]です。てんかんの患者さんは、しばしば特徴のある脳波の異常を示します。時にはCT[2]やMRI[3]で異常を伴うこともあります。ここで注意しなければならないのは、てんかんと診断するためには、明らかなてんかん発作が見られることが必要だということです。たとえ脳波、CT・MRIで異常があっても発作がなければ、てんかんではありません。逆に脳波などの検査で異常がなくても、明らかなてんかん発作がくり返し起こる場合はてんかんと診断されます。

　日本では全人口の約0.8％に見られ、全国で100万人の患者さんがおられると考えられています。なお、てんかんは子どもの病気と思われていますが、子どもにだけ発病するわけではありません。もちろん、乳児期や幼児期は発病率が高いのですが、高齢者ではそれに劣らず高いと言われています。またその他の年齢で発病することも決してめずらしくありません。

[1]　脳波
　頭の表面に電極を付けて脳の電気の流れを測定する検査（コラム68頁参照）。
[2]　CT
　X線CTのことで、X線を使ったコンピューター断層撮影。脳の断面がわかる。頭を打撲した時の緊急検査や、脳の中に石灰化がある場合にはMRIより役に立つ。ただし、放射線を使うので少し被曝する。
[3]　MRI
　核磁気共鳴画像。磁場の中で身体から出る電磁波を測定し、身体の中の構造を見る検査。CTよりも細かい部分がわかるので、てんかんの原因を見つけるのに役立つ。CTより時間がかかり音が大きいが、X線は使用しないので人体には無害。

Point　てんかんとは

　大脳の神経細胞の多くにいっせいにスイッチが入ってしまうことによって、さまざまな発作を起こす病気で、発作はくり返し起こり、治療は長期間に及ぶ。
　しばしば特徴のある脳波の異常を示し、時にはCTやMRIでの異常を伴う。
　全人口の約0.8％に見られる。日本では約100万人の患者さんがいる。

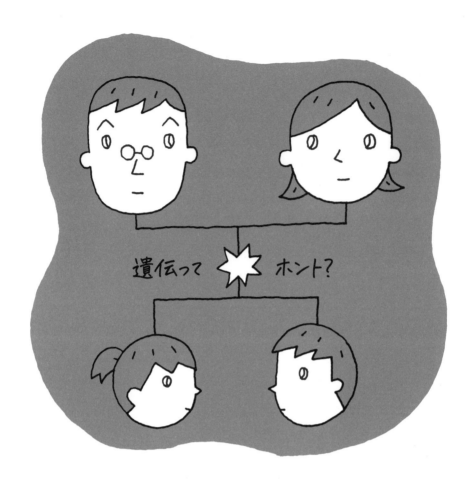

遺伝って ホント?

2 てんかんの原因

　てんかんというのは、昔から知られていた病気ですが、原因についてはまだまだ十分には解明されていません。よくわからないために、伝染するとか、遺伝だとか、さまざまなことが言われてきました。さすがに最近では伝染すると信じている人はほとんどいませんが、遺伝性の病気と思っている人は少なくありません。初診で来られる患者さんの家族から「うちの家系にはてんかんの人は一人もいないのに、どうしてこの子はてんかんになったのでしょう」と、今でもよく質問されます。

　実際に原因が明らかな人は全体の3分の1程度で、残りは原因不明です。乳児期の発病ですと、さまざまな先天性の病気が原因になることがありますし、高齢者ですと脳の血管が破れたり、つまったりする脳血管障害の後遺症である

ことが、しばしばあります。しかし、思春期や、比較的若い成人の方の多くは原因がはっきりしません。

　原因が明らかになった場合は、ケガ、脳炎、脳血管障害、先天性の脳奇形などが多く見られます。ケガや脳炎、脳血管障害では本人や家族も自覚がありますので、納得されやすいと思います。皮質形成異常などの先天性の脳の奇形は、小児期から知的な発達の遅れが見られることもあれば、本人はなんの自覚もなく、MRIを撮影して初めて気づかれることもあります。

　ケガといった場合、脳挫傷などのかなり重いものを指します。階段や鉄棒から落ちて、たんこぶができただけではてんかんの原因にはなりません。

　遺伝はあまり関係なく、多くの場合、他の親戚や家族にはてんかんの人はいません。最近一部のてんかんの方で遺伝子の異常が見つかっていますが、これはあくまで一部にすぎず、多くのてんかんの方では、遺伝子の異常は見られません。親子やきょうだいでてんかんを発病したからといっても遺伝とは限りません。てんかんというのは比較的多い病気ですので、偶然に親子、きょうだいで見られることもあります。遺伝子の異常が見つかった場合でも、突然変異であれば両親からの遺伝ではありません。特定のタイプのてんかんで遺伝子の異常が高率に見つかるのは、今のところドラベ症候群(63頁)だけですが、その多くは突然変異と言われています。

　精神的なストレスや過労が発病の原因ではないかと思われる方も多いのですが、基本的には関係ありません。これらは次項で述べるてんかん発作の誘因にはなる可能性がありますが、てんかんという病気は脳になんらかの異常が生じた結果、発作を起こしやすくなっているのです。脳の異常は、ストレスや過労で生じることはありません。

Point　てんかんの原因

原因が明らかなのは全体の3分の1程度。残りは原因不明。
原因としてはケガ、脳炎、脳血管障害、先天性の脳奇形などがある。
遺伝はあまり関係なく、家族内に起こることはまれ。

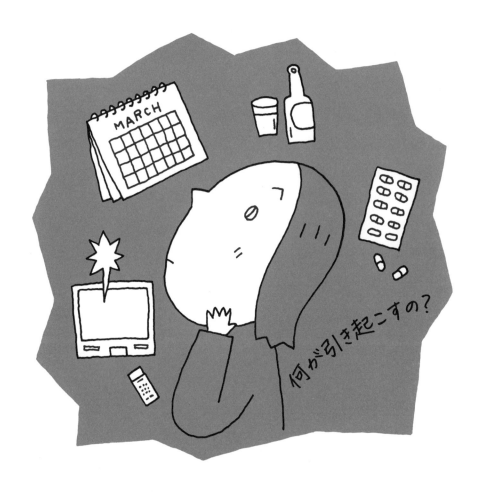

何が引き起こすの?

3 てんかん発作の誘因

　てんかんという病気のある人が、こんな時に発作を起こしやすいという条件を、「てんかん発作の誘因」と言って、先に述べた「てんかんの原因」とは区別しています。

　一般的には、睡眠不足、疲労、薬の飲み忘れ、飲酒などが発作の誘因として多いものです。また緊張している時には比較的発作は起こりにくく、ホッとした時に起こりやすいと言われています。女性の場合、月経周期に関連して発作が増える場合があります。月経前や月経中に発作が増加する人が多いですが、排卵の時期に発作が増加する人もいます。

　人によっては、精神的ストレスや興奮した時、運動時に発作が起きやすいこともありますが、それほど多いわけではありません。

　まれには、光や音の刺激、びっくりした時、身体の一部を触られた時、以前に発作を起こした同じ場面に出くわした時などに発作が起こる人がいます。こういう人はいつも同じ刺激で発作が起こるのですぐにわかります。薬で発作が止められない場合は、発作を起こす刺激を避ける必要もあります。

　ここで注意すべきことは、多くのてんかん発作は、特に誘因なく起こる、ということです。つまり発作がいつどこで起こるかはまったく予想できないことが多いのです。今回の発作の誘因はなんだったのか、深く追究することはあまり意味がありません。例えば、運動中に発作が起こったら、次回から運動を避け、食事中に発作が起こったら、次回からその時のメニューを避けるなどということをしていますと、日常生活が送れなくなってしまいます。睡眠不足、過度の疲労、薬の飲み忘れ、大量の飲酒は避けなければいけませんが、あとはできるだけ普通に生活をすればよいと思います。

> **Point**　てんかん発作の誘因
>
> 　多くのてんかん発作は、特に誘因なく起こる。
> 　発作の誘因として多いものは、睡眠不足、疲労、薬の飲み忘れ、飲酒、月経などである。
> 　緊張している時には比較的起こりにくく、ホッとした時に起こりやすい。
> 　人によっては、精神的ストレスや興奮した時、運動時に起こることもある。
> 　特殊な誘因としては、光や音の刺激、驚き、身体の一部の接触などがある。

大発作と小発作

コラム1……何を表している?

患者さんや家族が病状を報告される場合、「今月は大発作が1回と小発作が5回ありました」というように、「大発作」「小発作」という言葉を耳にします。また、医師も「いわゆるてんかんの大発作と呼ばれるものですね」という言い方をしますし、現に『覚醒時大発作てんかん』などという病名も過去には使われていました。さて、この「大発作」「小発作」という言葉は何を表しているのでしょうか。

まず、医師が使う場合の話をします。以前、てんかん発作は「大発作」「精神運動発作」「小発作」の3つに分類されていました。「大発作」は強直間代発作か焦点起始両側強直間代発作、「精神運動発作」は側頭葉起源の焦点意識減損発作、「小発作」は定型欠神発作に相当します。現在も医師がこれらの用語を使うことがあります。ただ「小発作」という言葉は濫用されて、軽い発作という意味で使われるようになり、誤解を招きやすくなりました。このため現在ではあまり使われなくなっています。ということで、医師が「大発作」という場合はまず強直間代発作か焦点起始両側強直間代発作のことです。実際にこの2つの発作は区別できないこともありますので、「大発作」という言葉は医師にとっても使いやすい場合があります。

では、患者さんや家族が使う場合はどうでしょうか。私の経験では、その人のもっている発作のうちで相対的に症状の激しいものを「大発作」、症状の軽いものを「小発作」と言われていることが多いように思います。人によっては2つの中間の症状として「中発作」という言葉も使うことがあります。ですから「大発作」といっても、強直間代発作や焦点起始両側強直間代発作を指して使うとは限りません。「大発作」で焦点意識減損発作を指し、「小発作」で焦点意識保持発作を指す人がいますし、強直発作や脱力発作などの転倒する発作を「大発作」と呼び、非定型欠神発作やミオクロニー発作を「小発作」と呼ぶ人もいます。なかには焦点意識減損発作のうち、もうろう状態の長い発作を「大発作」、もうろう状態がなくすぐに回復する発作を「中発作」と呼んで区別する人もいますし、焦点意識保持発作の長いものを「中発作」、短いものを「小発作」として区別する人もいます。

このように「大発作」「小発作」の意味するところは医師と患者では違いますし、患者さんの中でもかなり違いがあります。その人の意味している発作の内容を確認して話を聞かないと大きな誤解を生むことがありますので注意が必要です。

2

てんかん発作の
いろいろ

本書での名称変更

旧表記	新表記
単純部分発作	焦点意識保持発作
単純部分発作　運動発作	焦点意識保持運動起始発作
単純部分発作　感覚発作	焦点意識保持非運動起始発作
複雑部分発作	焦点意識減損発作
二次性全般化発作	焦点起始両側強直間代発作
前頭葉起源の複雑部分発作	焦点運動亢進発作
心因性発作	心因性非てんかん発作
特発性部分てんかん	自然終息性焦点てんかん
症候性部分てんかん	（自然終息性以外の）焦点てんかん
部分てんかん	焦点てんかん
部分発作	焦点起始発作
全般発作	全般起始発作
てんかん症候群分類	てんかん病型分類
てんかん発作分類	てんかん発作型分類

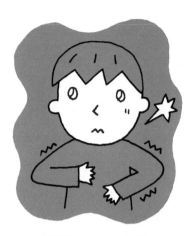

**意識のある症状で
始まる発作**

発作の始まりの
時点では、意識が
あり、数秒から
数分後意識を失う

→ 意識を失った後、
全身けいれん

→ 意識を失った後、
全身けいれんなし

→ 右または左半身の
間代けいれん

→ 口、顔面の異常感覚
およびけいれん

けいれんなどの
動きがある

→ 身体の一部の硬直、
またはガクガク

→ 身体全体の
不規則な運動

→ 口、顔面の
異常感覚とけいれん

→ 右または左半身の間
代けいれん

→ 両腕（時に両足）が
一瞬ピクッとする

けいれんなどの
動きはない
（本人の
自覚症状のみ）

→ 発作の持続は
数秒から数分

→ 発作の持続は
10分以上

発作中意識が
あったり
なかったりを
くり返す

→ 心因性
非てんかん発作　▶**48頁**

→ 非けいれん性
てんかん重積状態　▶**46頁**

簡単に発作症状から発作型分類がわかるように図にしてみました。ここで注意していただきたいのは、てんかん発作は症状と脳波検査をもとに分類しているということです。ですから、症状だけでは正確なてんかん発作の診断はできません。あくまでこの図は、めやすであるということをご承知ください。

chart

発作の見分け方

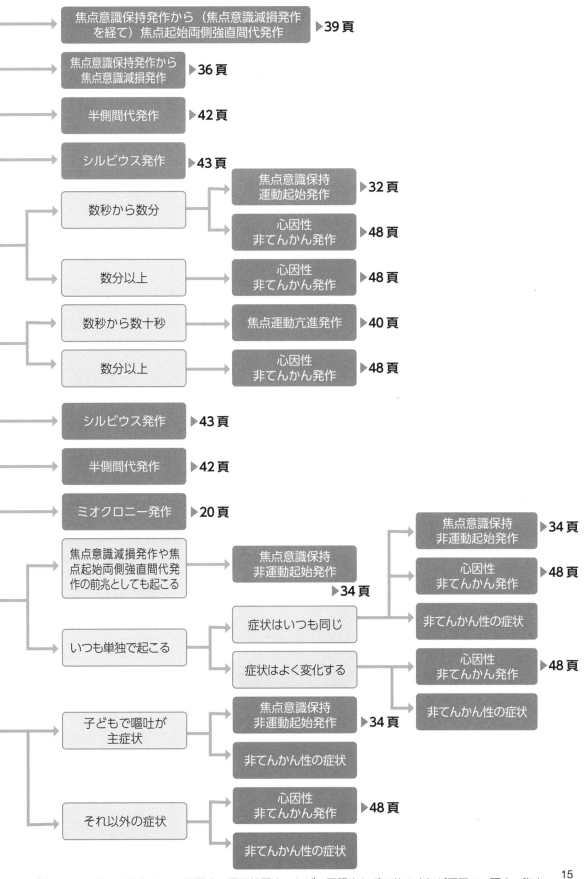

焦点意識保持発作から（焦点意識減損発作を経て）焦点起始両側強直間代発作 ▶39頁

焦点意識保持発作から焦点意識減損発作 ▶36頁

半側間代発作 ▶42頁

シルビウス発作 ▶43頁

数秒から数分
　焦点意識保持運動起始発作 ▶32頁
　心因性非てんかん発作 ▶48頁

数分以上
　心因性非てんかん発作 ▶48頁

数秒から数十秒
　焦点運動亢進発作 ▶40頁

数分以上
　心因性非てんかん発作 ▶48頁

シルビウス発作 ▶43頁

半側間代発作 ▶42頁

ミオクロニー発作 ▶20頁

焦点意識減損発作や焦点起始両側強直間代発作の前兆としても起こる
　焦点意識保持非運動起始発作 ▶34頁
　　焦点意識保持非運動起始発作 ▶34頁
　　心因性非てんかん発作 ▶48頁
　　非てんかん性の症状

いつも単独で起こる
　症状はいつも同じ
　症状はよく変化する
　　心因性非てんかん発作 ▶48頁
　　非てんかん性の症状

子どもで嘔吐が主症状
　焦点意識保持非運動起始発作 ▶34頁
　非てんかん性の症状

それ以外の症状
　心因性非てんかん発作 ▶48頁
　非てんかん性の症状

15

＊「非てんかん性の症状」とは、偏頭痛、緊張性頭痛、かぜ、胃腸炎などの他の病気が原因で、頭痛、腹痛、吐き気などが現れるものを指しています。

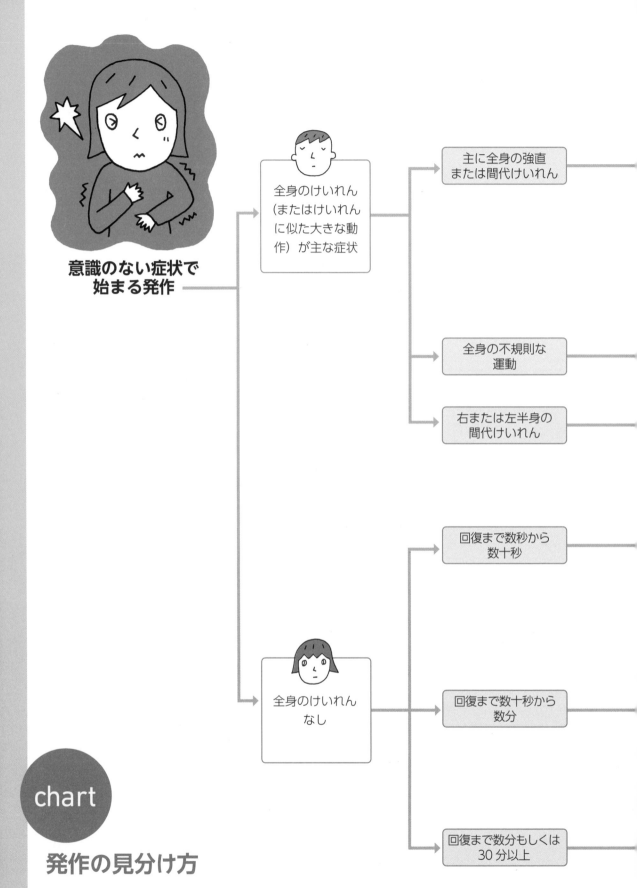

意識のない症状で
始まる発作

全身のけいれん
（またはけいれん
に似た大きな動
作）が主な症状

主に全身の強直
または間代けいれん

全身の不規則な
運動

右または左半身の
間代けいれん

全身のけいれん
なし

回復まで数秒から
数十秒

回復まで数十秒から
数分

回復まで数分もしくは
30分以上

chart

発作の見分け方

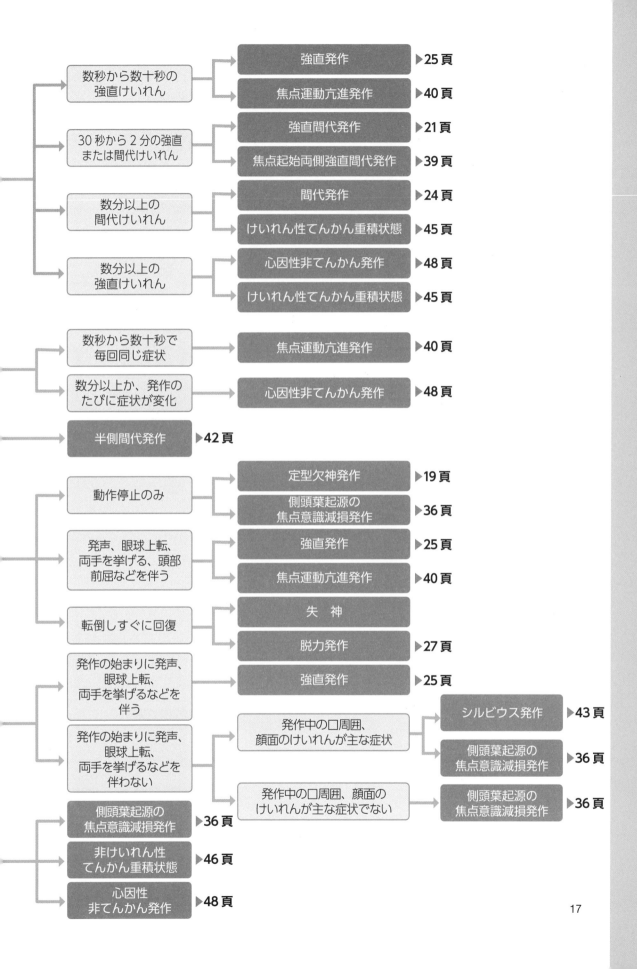

数秒から数十秒の強直けいれん	強直発作	▶25頁
	焦点運動亢進発作	▶40頁
30秒から2分の強直または間代けいれん	強直間代発作	▶21頁
	焦点起始両側強直間代発作	▶39頁
数分以上の間代けいれん	間代発作	▶24頁
	けいれん性てんかん重積状態	▶45頁
数分以上の強直けいれん	心因性非てんかん発作	▶48頁
	けいれん性てんかん重積状態	▶45頁
数秒から数十秒で毎回同じ症状	焦点運動亢進発作	▶40頁
数分以上か、発作のたびに症状が変化	心因性非てんかん発作	▶48頁
半側間代発作		▶42頁
動作停止のみ	定型欠神発作	▶19頁
	側頭葉起源の焦点意識減損発作	▶36頁
発声、眼球上転、両手を挙げる、頭部前屈などを伴う	強直発作	▶25頁
	焦点運動亢進発作	▶40頁
転倒しすぐに回復	失神	
	脱力発作	▶27頁
発作の始まりに発声、眼球上転、両手を挙げるなどを伴う	強直発作	▶25頁
発作の始まりに発声、眼球上転、両手を挙げるなどを伴わない	発作中の口周囲、顔面のけいれんが主な症状	シルビウス発作 ▶43頁
		側頭葉起源の焦点意識減損発作 ▶36頁
	発作中の口周囲、顔面のけいれんが主な症状でない	側頭葉起源の焦点意識減損発作 ▶36頁
側頭葉起源の焦点意識減損発作		▶36頁
非けいれん性てんかん重積状態		▶46頁
心因性非てんかん発作		▶48頁

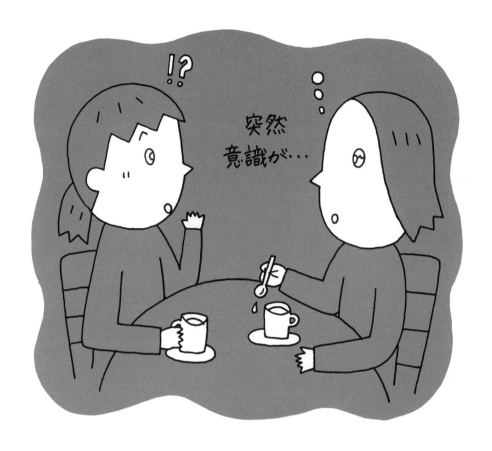

1 全般てんかんで見られる発作（全般起始発作）

　全般てんかんで主に見られる、発作の初期から両側の大脳半球が巻き込まれる発作を全般起始発作と言います。これにはいくつかの種類がありますが、「特発性全般てんかん」(60頁)で見られる発作と、レノックス・ガストー症候群などの「てんかん性脳症」(62頁)で見られる発作では多少違います。

　これらを下の表に示します。

	特発性全般てんかん	てんかん性脳症
定型欠神発作	○	
非定型欠神発作		○
ミオクロニー発作	○	○
強直間代発作	○	○
間代発作	○	○
強直発作		○
脱力発作		○

定型欠神発作・非定型欠神発作 ▶DVD
（数秒から十数秒意識のなくなる発作）

　突然意識を失い、その場で動作が止まり、数秒から十数秒で突然意識が回復
します。歩いていれば立ち止まり、会話中であれば話が中断します。作業中で
何かを持って動かしていれば、動かしている途中で止まってしまいます。呼び
かけても反応はありません。よく見るとまぶたが細かくふるえていたり、軽い
舌打ちや唇の動き（口部自動症）を伴ったりすることがあります。また時には
少し身体が硬くなっていたり、持っている物を落としたりすることもあります
が、転倒することは通常ありません。発作の前の記憶は保たれていますので、
発作が終了すれば元の動作をすぐに再開できます。本人は少し意識が途切れた
感じがすることもありますし、まったく自覚していない場合もあります。発作
時の危険はあまりありませんが、車の通行量の多い道路を横断中に起こると、
その場で立ち止まってしまい危険です。

　なお、レノックス・ガストー症候群(63頁)で見られるものを非定型欠神発作
と呼びますが、脳波の形が違うだけで、症状は基本的に同じです。意識の消失、
回復とも少しゆるやかです。時に長時間続くため、精神症状との区別がつきに
くいことがあります(非けいれん性てんかん重積状態・46頁参照)。

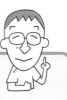

> **Point**　定型欠神発作・非定型欠神発作
> 突然意識を失い、動作が停止し、数秒から十数秒で突然意識が回復。

ミオクロニー発作
（ピクッとする発作）

▶ DVD

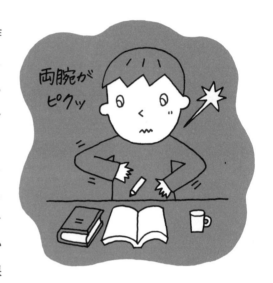

両腕がピクッ

　一瞬筋肉が収縮してピクつく発作です。主に両腕がピクッとしますが、時に両足に見られることもあります。1回だけのこともあれば数回連続して見られることもあります。

　必ず左右同時に起こるのですが、時には強さに左右差があることと、軽い発作なので、箸や鉛筆などを持っている利き手のピクつきにしか気づかない場合があり、焦点意識保持発作(30頁)と誤られる危険がありますので注意が必要です。通常意識は保たれていますが、一瞬意識を失うこともあります。

　手だけの症状であれば転倒することはないので危険は少ないですが、熱湯の入ったコップやお椀を落とすとやけどの危険があります。危険は少なく目立たない発作ですが、てんかんの分類の診断には非常に重要です。特に全身がけいれんする発作のみと思われている場合には、このピクつきの有無が重要になってきます。

　なお、寝入りばなに身体がピクッとするという症状は入眠時ミオクローヌスと言い、誰にでも起こることです。

> **Point**　ミオクロニー発作
>
> 　主に両腕が同時にピクッとする。通常意識はあり、ほとんどの場合転倒しない。

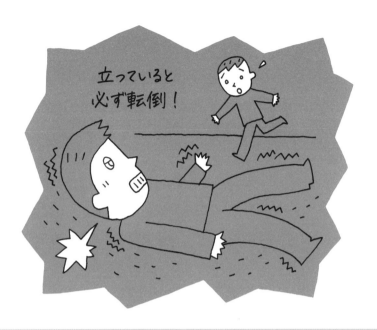

1　全般てんかんで見られる発作

強直間代発作
（全身がけいれんする発作）

▶ DVD

　いわゆるてんかん大発作です。前兆★1 がなく突然意識を失い、しばしば大きなうなり声を上げ、立っていると必ず転倒します。強直けいれん★2 が先行し、間代けいれん★3 がそれに続きます。発作中には舌や口の中を噛むことや、失禁を伴うことが多く、呼吸がしばしば停止しますが、けいれん終了とともに、呼吸は再開します。意識がすぐに回復することもありますが、そのまま入眠するか、しばらくもうろう状態が続くことが多く見られます。発作後に頭痛、筋肉痛、吐き気、嘔吐が見られることがあります。

　けいれんの持続時間は1分程度のことが多いのですが、そのうちの強直けいれんと間代けいれんの割合はさまざまです。例えば、ある人では初めに数秒だけ強直けいれんをして、すぐに間代けいれんに移行します。ある人では、逆に強直けいれんが長く続き、最後に数回だけ間代けいれんをして発作が終了します。もちろん、強直けいれんと間代けいれんが半々程度の人もいます。

　呼吸が停止すると、血の気が引き顔色が土気色になるため、見ている者は強い恐怖を感じますが、けいれんが終了すると必ず呼吸が再開します。けいれん

の間に口の中に唾液が溜まっていることが多いのですが、けいれんが終了し、呼吸が再開した時に大きな息を吐いて、この唾液が口の外に吐き出されます。これが泡を吹くと言われる現象です。

舌や口の中を噛むことは多くの場合、けいれんの開始時に起こります。この時、舌を完全に噛み切ってしまうことはまずありません。縫合が必要になることもほとんどありません。ただし、発作後しばらくは、痛みのため食事がとりにくくなります。

失禁は多くの場合は尿失禁ですが、時には便失禁を伴うこともあります。

発作が夜間睡眠中に見られた場合は、そのまま朝まで眠ることが多いですが、起きている時に発作が見られた場合の発作後の睡眠時間はさまざまです。30分から時には数時間眠ります。

発作後のもうろう状態では歩き回ることもよく見られ、行動を無理に抑制すると暴れる危険があります。

発作後の頭痛、筋肉痛、吐き気、嘔吐は多くの場合は1日程度で自然に回復しますが、まれには1週間程度続くことも見られます。

観察の要点ですが、けいれんを見た時でも、意識の有無は必ず確認します。けいれんしているからといって、意識がないとは限りません。また、発作後に前兆の有無も確認しましょう。

けいれんについてはその性質、場所、左右差、持続時間などを確認します。

けいれんが強直けいれんか間代けいれんか、ということが大事なポイントです。筋肉が硬いかどうかは、実際に患者さんの身体を触ってみればわかります。触った時だけ硬くなる場合は心因性非てんかん発作が疑われます。また硬直したりしなかったり、リズムがバラバラで非常に不規則なガクガクだったり、1回の発作のうちにさまざまなけいれんの動きを示す場合なども心因性非てんかん発作が疑われます。

けいれんの場所は全身か、身体の一部かということですが、睡眠中ですとしばしば布団に隠れて見えません。また部屋が暗いこともありますから、電灯を点けて、布団を剥いで全身を確認することが必要です。

全身のけいれんでも明らかな左右差が見られることもあります。またけいれ

んする場所が移動したり、身体の一部のけいれんから全身に広がったり、全身のけいれんが一度に終了せずに身体の一部にのみしばらく残ったりすることがあります。このような場合は焦点起始両側強直間代発作(39頁)が考えられます。強直間代発作の場合は通常始めから終わりまで全身がけいれんします。ただし、焦点起始両側強直間代発作でも、全身のけいれんで終始する場合もあります。

けいれんの続く時間を正確に測るのは容易ではありません。初めて見た時はなおさらです。例えば、成人の場合、強直間代発作の続く時間は通常1分程度ですが、ほとんどの家族の方は5分くらいと報告されます。慣れれば時計を見てできるだけ正確に確認してください。これに対して、心因性非てんかん発作では長いことが多く、数分から数十分、場合によっては数時間になることもあります。けいれん性てんかん重積状態(45頁)ではやはり長時間続きます。

発作時の危険としては転倒によるケガ、やけど、溺れるなどです。自動車の運転は極めて危険です。また、発作の頻度が少なく単独で入浴する人のほうが溺死の危険が高いので注意が必要です。

★1　前兆
現在は焦点意識保持発作とほとんど同じ意味で使う。もともとは焦点意識減損発作や焦点起始両側強直間代発作が「てんかん発作」で、これに先行する焦点意識保持発作は「てんかん発作」と考えられていなかったためにできた用語である。したがって焦点意識保持発作しかない人の場合は、焦点意識保持発作を「てんかん発作」と認識しているので、通常「前兆」という言葉は使わない。

★2　強直けいれん
筋肉に力が入って硬くなったままの状態のけいれんを指す。細かいふるえを伴うものもこれに含める。

★3　間代けいれん
筋肉に力が入って硬くなった状態と、力が抜けた状態を規則的にくり返すけいれん。指や顔の一部などの狭い部分であれば小さくピクピクと、腕や足全体のように広い部分であれば大きくガクガクと規則的に動いて見える。

Point　強直間代発作

突然意識を失い、転倒し、全身の強直けいれんから間代けいれんが合計約1分間続く。

舌や口の中を噛むことや、失禁、呼吸停止をしばしば伴う。

けいれん終了後そのまま眠ってしまうか、しばらくもうろう状態が続く。

発作後に頭痛、筋肉痛、吐き気、嘔吐が見られることがある。

危険は、転倒と意識を失ったことによるケガ、溺死、やけど、交通事故など。

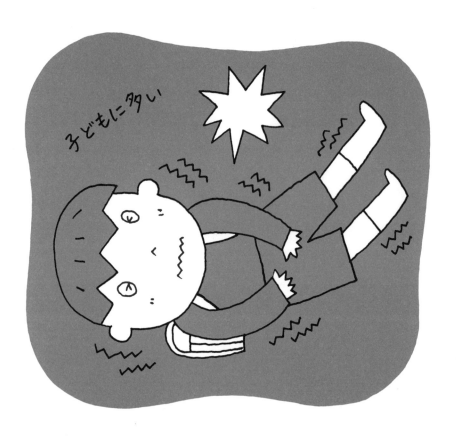

間代発作
（かんたい）

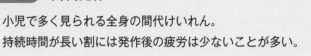（全身がけいれんする発作）

▶ DVD

　子どもで多く見られ、全身の間代けいれんを起こします。強直間代発作(21頁)と比較するとけいれんの時間は長いことが多く、数分から十数分、時には１時間以上も続くことがあります。けいれんが長い割には発作後に疲れてぐったりすることは少ないですが、けいれんが長いともうろう状態が続くことがあります。

Point　間代発作

小児で多く見られる全身の間代けいれん。
持続時間が長い割には発作後の疲労は少ないことが多い。

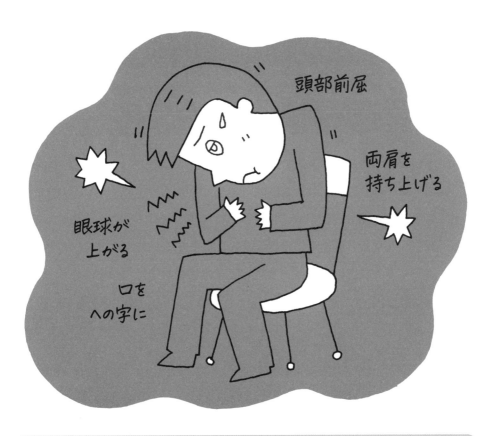

頭部前屈

両肩を
持ち上げる

眼球が
上がる

口を
への字に

1 全般てんかんで見られる発作

強直発作
（きょうちょく）

▶ DVD

（数秒間身体が硬直し、しばしば転倒する発作）

　レノックス・ガストー症候群を代表とする、「てんかん性脳症」（62頁）で特徴的に見られる発作です。この発作のある人はそれほど多くはありませんが、他の発作に比べ治りにくく、転倒によるケガの危険が大きいので注意が必要です。

　前兆がなく意識を失い、身体の中心線に近い場所の強直けいれんを起こします。具体的には、両肩を持ち上げ、頭部は前屈し、眼球は上がり、口をへの字にし、しばしばうなり声が出ます。強直けいれんは時に全身に広がり、突然もしくはゆっくりと転倒することがあります。強直が終了した後、しばしば口部自動症（口をモグモグさせる動き）を伴うもうろう状態が続きます。また連続して見られることが多いのが特徴です。

発作の強弱にはかなりの差があります。最も軽い場合は睡眠中に一瞬目を開けるだけで終了します。上半身が一瞬、強直けいれんし、もうろう状態はほとんどなく、転倒もしない程度のこともよく見られます。発作が強い場合は、強直けいれんが十数秒程度あり、しばしば転倒します。また、もうろう状態でうろうろ歩き回ることがあります。

　一番大変なのは、転倒しもうろう状態が続く発作が、連続して見られる場合です。もうろう状態で行動を抑えると暴れる危険がありますし、歩き回っている間に発作が起こると転倒して危険です。転倒しても危険のない場所に誘導して歩き回ってもらうか、すぐ後ろを歩いて、発作の起こった瞬間に抱きかかえるしかありません。

　強直発作が連続して出現する時に、救急車を呼ぶのは、あまり勧められません。理由としては、次のことが挙げられます。まず、強直発作は連続して起こってもそのうちに自然に止まります。また、強直間代発作よりも発作のダメージははるかに小さく、発作が終了すれば、多くの場合はすぐに活動が再開できます。さらに、救急病院で発作を止めるためによく用いられるジアゼパム（セルシン、ホリゾンなど）という注射の薬は眠気が起こるため、強直発作を誘発する危険があります。

> **Point**　強直発作
>
> 　前兆がなく意識を消失し、発声、両肩を持ち上げ、頭部は前屈し、眼球は上がり、口をへの字にする。
> 　しばしば転倒し、口部自動症を伴うもうろう状態が続くことがある。
> 　連続して起こることが多いが、てんかん重積状態ではないので、そのまま観察。
> 　レノックス・ガストー症候群に特徴的。

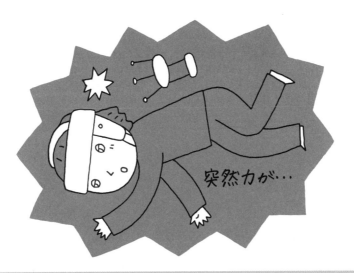

1　全般てんかんで見られる発作

脱力発作

▶ DVD

（突然力が抜けて転倒する発作）

　この発作はレノックス・ガストー症候群(63頁)などで見られます。この発作のある人は強直発作と同じくそれほど多くはありませんが、極めて治りにくく、転倒によるケガの危険が大きいので注意が必要です。

　前兆がなく突然意識を失い、全身の力が抜けて転倒します。回復は早いのですが、しばしばケガの原因となります。

　発作は非常に短いので十分な観察は困難ですが、知的障害とてんかんのある人で、突然転倒してケガをする場合は脱力発作が疑われます。

　危険としては転倒によるケガ、やけどなどですが、なかなか防止は困難です。多くの人で頭部を保護する分厚い保護帽の着用が必要になります。

> **Point**　脱力発作
>
> 前兆なく突然意識を失い、全身の力が抜けて転倒。
> 回復は早いが、ケガの危険が大きいため保護帽着用が必要。
> レノックス・ガストー症候群などで見られる。

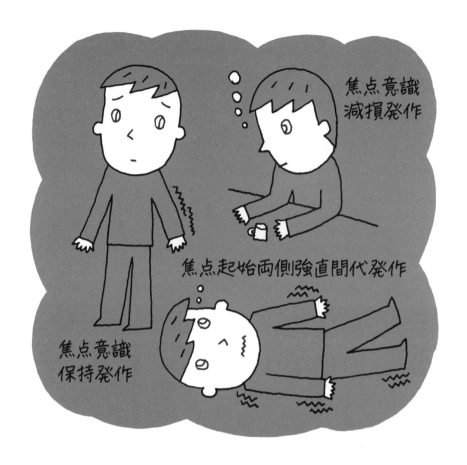

焦点意識減損発作

焦点起始両側強直間代発作

焦点意識保持発作

2 焦点てんかんで見られる発作 (焦点起始発作)

　焦点てんかんで主に見られる、脳の一部分から始まる発作を焦点起始発作と言います。大きく分けると、意識のある「焦点意識保持発作」、意識を失うが全身のけいれんは伴わない「焦点意識減損発作」、意識を失い全身がけいれんする「焦点起始両側強直間代発作」の3つがあります。

　それぞれ単独で見られることもありますが、「焦点意識保持発作」から始まり「焦点意識減損発作」または「焦点起始両側強直間代発作」に移行したり、「焦点意識減損発作」から始まり「焦点起始両側強直間代発作」へ移行したりすることがあります。さらには「焦点意識保持発作」から始まり、「焦点意識減損発作」の段階を経て「焦点起始両側強直間代発作」に移行することもあります。

　移行する方向としては、「焦点意識保持発作」「焦点意識減損発作」「焦点起始

両側強直間代発作」の順で、その逆はありません。

　さらに特殊なものとして「焦点運動亢進発作」「半側間代発作」と「シルビウス発作」があります。この 2 つの発作は、意識がある場合もない場合もあり、先の 3 つの発作には分類しにくいため、別の発作として取り上げます。

　焦点起始発作には次のようなものがあります。

焦点起始発作
●焦点意識保持発作（意識のある発作） 　焦点意識保持運動起始発作（けいれんなどの身体の動きがあるもの） 　焦点意識保持非運動起始発作 　　　　　　　（運動発作以外の焦点意識保持発作で本人しかわからないもの）
●焦点意識減損発作（全身のけいれんはないが意識のなくなる発作） 　側頭葉起源（意識がなくなるのが主な症状）
●焦点起始両側強直間代発作（全身がけいれんする発作）
特殊な発作 ●焦点運動亢進発作（短時間で激しい動きを伴うもの） ●半側間代発作（左半身か右半身がけいれんする発作） ●シルビウス発作（寝入りばなまたは起きがけの口周囲・顔面に見られる発作）

　発作の移行するパターンを図にすると以下のようになります。

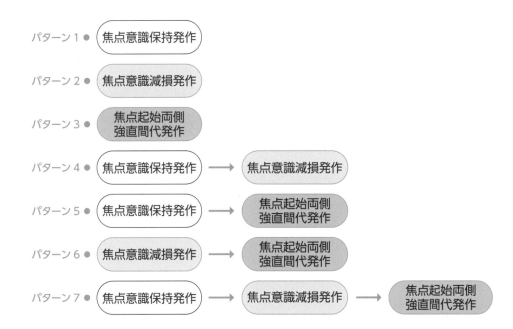

パターン 1 ●　焦点意識保持発作

パターン 2 ●　焦点意識減損発作

パターン 3 ●　焦点起始両側強直間代発作

パターン 4 ●　焦点意識保持発作 → 焦点意識減損発作

パターン 5 ●　焦点意識保持発作 → 焦点起始両側強直間代発作

パターン 6 ●　焦点意識減損発作 → 焦点起始両側強直間代発作

パターン 7 ●　焦点意識保持発作 → 焦点意識減損発作 → 焦点起始両側強直間代発作

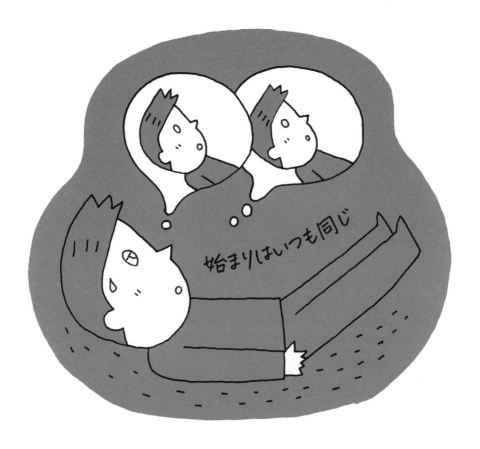

焦点意識保持発作
（意識のある発作）

　焦点意識保持発作は焦点起始発作のうち意識のあるものを言います。単独で見られる場合は、発作の終了まで意識があることになります。「焦点意識減損発作」や「焦点起始両側強直間代発作」に移行する場合は、その時点で意識がなくなります。発作の時間は数秒から１分程度、長くても数分までのことがほとんどです。

　焦点意識保持発作のうち、焦点意識保持運動起始発作(32頁)は他人から見て発作が起こっている様子が観察できますが、それ以外の発作(焦点意識保持非運動起始発作・34頁)の症状はほとんど自覚症状のみなので、本人に確認しないとてんかん発作であるかどうかわかりません。

　発作症状、特に始まりの症状は、同じ患者さんでは原則としていつも同じです。ただし、発作の続く時間や広がり方には多少違いがあります。焦点意識保持発作の発作中に症状が次々と変化していく人もいますが、この場合、時によって初めの症状だけで終了したり、2 番目の症状や、3 番目の症状に移行したりすることもあります。また焦点意識保持発作のみで終わる時と「焦点意識減損発作」や「焦点起始両側強直間代発作」に移行する時では、しばしば発作の長さや症状が違います。例えば、始まりの症状のみであれば焦点意識保持発作で終了するのに、2 番目または 3 番目の症状に移行すると、その後必ず意識を失うという患者さんが多く見られます。

　また、焦点意識保持発作のみであれば発作の長さは 1 分くらいなのに、意識がなくなる時は、その前の焦点意識保持発作の段階は数秒と短いという人もあれば、その逆で、短いと焦点意識保持発作のみで終了し、長いと意識を失うという人もいます。

　焦点意識保持発作の始まりの症状はいつも同じであることが多いのは、焦点てんかんの患者さんの場合、発作を起こす脳の場所がかなり限られた場所にあるからです。ただ発作の始まる脳の場所はいつも一定でも、広がり方は発作のたびに微妙に変わります。これは治療によっても変化します。このため発作の持続時間や、始まりの症状に続いて起こってくる症状は違いが出てきやすいのです。

　また、脳炎後のてんかん患者さんの場合、発作を起こす脳の場所が 1 つでないことが多いので、発作の始まりの症状が多種類になることもあります。さらに、脳の中には発作が起こっても何の症状も起こさない場所もあります。このような場所から発作が始まる患者さんの場合、広がり方が変わることによって、本人が自覚する発作の始まりの症状が変わることがあります。

> **Point**　**焦点意識保持発作**
>
> 焦点起始発作のうち意識のあるものを言う。
> 発作の始まりの症状は、同じ患者さんでは原則として同じ。
> 持続時間や広がり方には多少違いがある。

焦点意識保持運動起始発作
（けいれんなどの身体の動きがあるもの）

▶ DVD

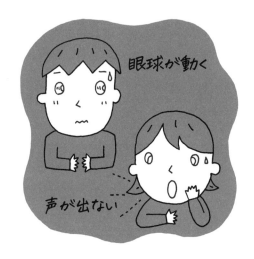

　意識があって身体の一部に強直けいれんまたは間代けいれんを起こすものや、頭部もしくは眼球が左右いずれかに向いていくもの、勝手に発声するものや逆に声が出なくなるものなどが含まれます。

　焦点意識保持運動起始発作を起こす人の場合、初めに強直けいれんを起こす人はいつも強直けいれんから始まり、初めに間代けいれんを起こす人はいつも間代けいれんから始まります。けいれんの起こる場所は人によってさまざまです。顔だったり、腕だったり、足だったりします。また、間代けいれんの場合、身体の他の場所へけいれんが徐々に広がっていくことがあります（運動性ジャクソン発作）。ただし、広がる場合は、右ならいつも右半身、左ならいつも左半身の中で広がっていきます。意識がありながら反対側まで間代けいれんが広がる場合はめったにありませんが、もしあれば発作の始まった側の半身全体までけいれんが広がった後になります。例えば、右手の指先から間代けいれんが始まったとしますと、右手全体、右前腕、右上腕、さらには右半身全体の間代けいれんになってから、左側の間代けいれんが始まります。ですから、右手の間代けいれんからすぐに左手や左足の間代けいれんになることは原則としてありません。

　また、発作は原則としていつも同じ場所から始まります。つまり右手の人差し指から間代けいれんが始まる人はいつも右手の人差し指からです。左の顔から始まる人はいつも左の顔からです。いろいろな場所から始まる場合は、脳炎後遺症のような特殊な場合か、心因性の発作を考える必要があります。焦点意

識保持運動起始発作の場合、けいれんが終わった後、けいれんしていた身体の部分が動かせなくなることがあります（発作後のまひ）。けいれんする発作とは別に、身体の一部分が動かなくなる発作もあります。

　頭部や眼球が左右どちらかへ向いていく発作もあります。滑らかに動いていく場合と、間代けいれんのようにカクカクと動いていく場合があります。これと同じ症状は、全般起始発作（18頁～）である強直間代発作（21頁）の時にも見られますが、この時は意識がありません。意識がある時に見られれば、焦点意識保持発作として焦点てんかんの証拠になりますが、意識を失ってから見られても焦点起始発作の証拠にはならないと言われています。

　発声を主症状とする発作は、他の焦点意識保持運動起始発作と同様、周囲の人が観察できます。多くの場合、「あー、あー」などの単純な音の発声か、「こまった、こまった」などのような簡単な単語のくり返しです。発声の内容は通常いつも同じです。声が出なくなる発作は、言語の理解には問題がなく、自分が話そうとする内容もはっきりわかっています。ただ、声が出ないので周囲の人からは理解されにくい発作です。

　焦点意識保持運動起始発作による危険は、身体のどの部分が発作に巻き込まれるかによって大きく違います。顔や手の先だけならほとんど危険はありませんが、足が巻き込まれると転倒することがあります。意識を失って転倒する発作の場合は、本人に自覚はありませんが、焦点意識保持発作で転倒する場合、自覚がある分、恐怖感は耐え難いものがあります。発作に対する恐怖のため外出や歩行ができなくなることさえあります。

> ### Point　焦点意識保持運動起始発作
>
> 　意識があって身体の一部に強直けいれんまたは間代けいれんを起こすものや、頭部もしくは眼球が左右いずれかに向いていくもの、発声したり、声が出なくなるものなどが含まれる。
> 　発作の詳細な観察が重要。
> 　転倒する場合には危険。

焦点意識保持非運動起始発作 ▶DVD
（焦点意識保持運動起始発作以外の焦点意識保持発作で 本人しかわからないもの）

　1981 年の国際分類では、「体性感覚あるいは特殊感覚症状を呈するもの」「自律神経徴候を呈するもの」「精神症状（高次大脳機能障害）を呈するもの」の 3 つに分けていますが、この本では「焦点意識保持非運動起始発作」としてひとまとめにして扱うことにします。

　「体性感覚あるいは特殊感覚症状を呈するもの」は身体の一部分のしびれ（体性感覚発作）、視野の一部に色や光が見える（視覚発作）、単純な音が聞こえる（聴覚発作）、においがする（嗅覚発作）などの症状です。

　身体の一部分のしびれは、通常はジンジンしたり、チクチクしたりする感覚です。時に熱感、冷感、痛みのこともあります。焦点意識保持運動起始発作(32頁)の間代けいれんと同じく、ある場所のみのこともあれば、広がっていくこともあります（感覚性ジャクソン発作）。この発作のある人は、焦点意識保持運動起始発作の間代けいれんを起こすこともよくあります。また、体性感覚発作には、しびれのほかに、身体の一部が「なくなった感じ」「大きくなった感じ」などもあります。

　視覚発作は通常単純な色や光が見えますが、時には黒い点が見えたり、視野の一部、左右どちらか半分または全部が見えなくなったりする症状のこともあります。また、色や光が見える発作のあとで、その部分が見えにくくなる人がいます。これは発作そのものの症状ではなく、「発作後のまひ」と同じく発作後に見られる症状です。通常は発作より時間が長く、数分から 30 分程度続きます。

　「自律神経徴候を呈するもの（自律神経発作）」で一番多いのは上腹部不快感です。わかりやすく表現しますと、胃のあたりから気持ち悪い感じがこみ上げてくる、というものです。側頭葉てんかん(66頁)でよく見られます。そのほかの顔面蒼白、発汗、顔面紅潮などは他の発作に伴って起こることが多く、単独で出

現することは少ないと言われています。早発型小児良性後頭葉てんかん(65頁)で見られる、くり返す嘔吐を主症状とする発作は、自律神経発作または自律神経発作重積状態です。

「精神症状（高次大脳機能障害）を呈するもの」には失語、既視感・未視感などの夢様状態、恐怖感、音楽が聞こえるなどの症状があります。

失語とは、声は出せるのに、うまく言葉が話せなくなるか、他人の言葉が理解できなくなるというものです。前者は前頭葉*の、後者は側頭葉*の障害で出現するとされますが、しばしば両方の症状が同時に出現します。

既視感は初めて見るものなのに、以前にも見たことがあると感じるものです。てんかんのない人でもよく見られる症状ですので、焦点意識減損発作(36頁)や焦点起始両側強直間代発作(39頁)を伴わないとてんかんとは診断できません。

未視感はよく知っている場所なのに、見知らぬ別の場所にいるような感じがするというもので、例えば自分の部屋にいるのにどこか見知らぬ場所にいるようにしか思えないというものです。既視感と違い、未視感は単独でもてんかん発作である可能性が高いと言われています。ただし、焦点意識減損発作から回復した直後の感じは未視感に似ていますので注意が必要です。

夢様状態にはそのほかに過去の情景がパノラマのようによみがえるものなどがあります。

恐怖感は、もうすぐ意識を失うから怖いのではなく、突然に恐怖感が襲ってくるもので、時には、すぐ後ろに他人がいて、その人に襲われるような気がするという、生々しい恐怖感のことがあります。

★前頭葉・側頭葉
　大脳は４つの部分に分けられ、前方の最も大きい部分を前頭葉、前頭葉のすぐ後ろの頭のてっぺんに近い部分を頭頂葉、一番後ろの部分を後頭葉、頭の横の部分を側頭葉と呼ぶ。

> **Point**　焦点意識保持非運動起始発作
>
> 　身体の一部分のしびれ、視野の一部に色や光が見える、単純な音が聞こえる、においがする、上腹部不快感、失語、既視感などの夢様状態、恐怖感などさまざまな症状。

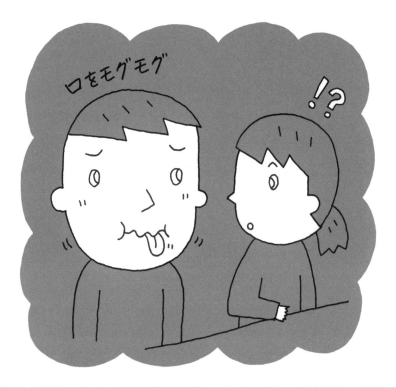

焦点意識減損発作 ▶ DVD
（全身のけいれんはないが意識のなくなる発作）

●側頭葉起源の焦点意識減損発作（意識を失うことが主症状）

　焦点意識減損発作のうち側頭葉起源つまり側頭葉が発作の震源地であるものは、意識を失い、一点をじっと見つめ、その後、徐々に意識が回復するというものが典型例です。焦点意識保持発作が先行することも、しないこともあります。意識を失っている時に口部自動症といって、口をモグモグさせたり、舌なめずりをしたり、舌打ちをしたりという、口の付近の不自然な動きを伴うことがしばしばあります。この口部自動症は心因性非てんかん発作(48頁)では通常見られませんので、大事な観察項目です。ただ、口部自動症の見られない焦点意識減損発作もよくありますので、口部自動症がないから心因性非てんかん発作と決めつけてはいけません。意識を失っている時は瞳孔が大きくなり、光を当てても変化が見られません。心因性非てんかん発作ではしばしばまぶたを硬く閉じています。瞳孔が大きくなることはまれで、光を当てると縮小します。

意識を完全に失い、動作を停止している時間は30秒から1分くらいのことが多いのですが、その後の少しボーッとして、徐々に意識が回復してくる時期（発作後もうろう状態）の長さはさまざまです。もうろう状態がほとんどなく、すぐに意識が回復する場合もあれば、30分くらいかけて徐々に意識が

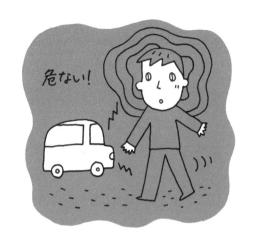

回復する場合もあります。もうろう状態の時にはウロウロ歩き回ることがあります。トイレを探したり、会社から家に帰ったりという目的に合った行動ができることもありますが、駅のホームで線路のほうに歩いていったり、2階の窓から外に出ようとしたりという無目的な行動のこともしばしば見られます。もうろう状態が長い場合は心因性非てんかん発作との区別が困難な場合があります。

　時には、会話や行動が普通にできるところまで回復しても、記憶の能力だけが回復していないことがあります。周囲からはまったく普通に見えるため、その時の行動や会話を覚えていないことが、周囲の人には信じられません。また本人も記憶がないわけですから、周囲の人の話が信じられません。患者さん本人も、家族など周囲の人も、発作の直後のことは記憶できない可能性があることを知っておく必要があります。記憶する能力の有無を確認するには次のような方法があります。「りんご」「たぬき」「さんま」など単語を3つ覚えるように言い、5分間まったく別の話をし、5分後に先に言った単語を言わせるというものです。3つのうち2つ言えればだいじょうぶです。時には単語を聞いたことすら覚えていません。2つ言えなければ、また別の単語を覚えさせることになります。

　本人が発作をどのように自覚するかはさまざまです。少し意識が途切れた感じがし、気がついた時には頭が少しボーッとして、自分がどこにいるのか、何をしているのか、すぐにわからない場合、本人も発作があったことがわかります。またボーッとした感じがなくても、気がつくと別の場所にいる場合にも、

おかしいと思うでしょう。しかし、意識を失っている時間が短く、その場でじっとしているだけで、発作後にボーッとした感じがなければ、本人はまったく発作があったことに気がつかない場合もあります。この場合には目撃者の情報がなければ、治療を行うことは困難です。

　発作の危険としては、やけど、転落、交通事故、溺れるなどの事故が挙げられます。また、もうろう状態で行動を無理に抑えると、暴れることがあります。

　このうち入浴中には溺れないよう特に注意する必要があります。てんかん患者さんの死亡原因として、入浴中の溺死は最も多いものです。

　また、炊事中特に油を使っている場合、やけどの危険があります。側頭葉起源の焦点意識減損発作の場合、熱さを感じて意識が元に戻るということはありません。高温の油の中に手を突っ込んでも、そのままじっとしています。もちろん熱湯でも同じことです。

　もうろう状態で歩き回る場合には転落や交通事故などの危険があります。自転車に乗っている場合、転倒する危険、そのまま走行して自動車にはねられる危険、時には歩行者に衝突しケガをさせる危険があります。自動車を運転中に発作が出現しますと、大事故につながりますので大変危険です（てんかんのある人の運転免許証取得についての詳細は日本てんかん協会相談ダイヤルへ）。

　買い物中に発作になり、商品を手にして支払いをせずに帰ろうとすることもありますが、万引きと間違えられることはまずありません。もうろう状態の最中に呼び止められた場合、意識がはっきりしている人の反応とは明らかに違うので、まず何かの病気だと思ってもらえます。発作かどうかわかりにくい場合でも、意識が完全に回復してから事情を説明すれば、必ず理解してもらえます。

> **Point**　側頭葉起源の焦点意識減損発作
>
> 意識がなくなり、一点を見つめ、その後、徐々に意識が回復する。
> 意識を失っている時に口部自動症が見られることがある。
> もうろう状態で歩き回ることがある。
> やけど、転落、交通事故、溺れるなどさまざまな危険がある。

2 焦点てんかんで見られる発作

焦点起始両側強直間代発作

（全身がけいれんする発作）

▶ DVD

多くは強直間代発作の形をとります。焦点意識保持運動起始発作(32頁)や焦点意識減損発作(36頁)が先行することもあれば、先行しないこともあります。強直間代発作と違い、けいれんに左右の違いが見られたり、発作後に左右どちらかの半身のまひが一時的に見られたりすることがあります。

発作終了後に必ず前兆の有無を確認してください。前兆があれば焦点

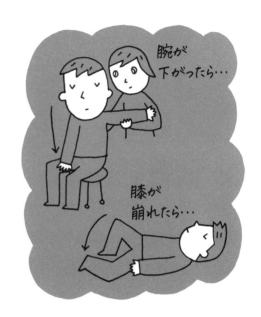

起始両側強直間代発作とわかります。発作後のまひの見方ですが、意識が回復していれば、手のひらを上に向けて、両腕を水平になるように上げ、目を閉じてもらいます。まひがあれば片方の腕が下がります。意識が回復していない時は、仰向けの状態で両方の膝を立てます。まひのあるほうは外側に崩れていきます。片方の膝だけが崩れた場合に発作後のまひがあると判定します。両方の膝が崩れた場合には、回復が不十分なので、もう少し時間を置いて再度試してみます(発作症状など詳しくは強直間代発作・21頁を参照)。

> **Point** **焦点起始両側強直間代発作**
>
> 多くは強直間代発作の形をとる。
> 焦点意識保持発作や焦点意識減損発作が先行することがある。
> けいれんの左右差、発作後に一時的なまひが見られることがある。

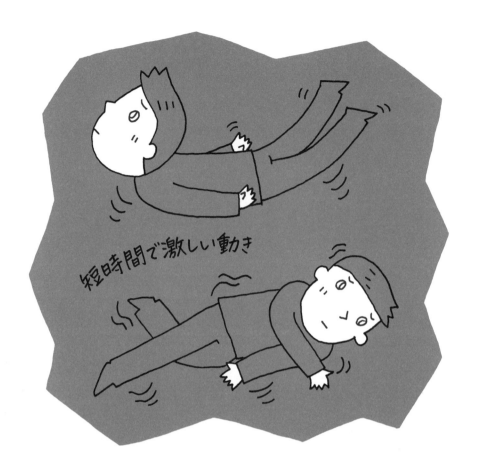

短時間で激しい動き

焦点運動亢進発作
▶ DVD
（短時間で激しい動きを伴うもの）

　側頭葉起源の焦点意識減損発作(36頁)と違い、前頭葉起源つまり前頭葉が発作の震源地であるものは、意識が完全になくなることが少なく、持続が数秒から数十秒程度と短く、時に激しい身体の動きを伴い、発作後のもうろう状態を伴わないという特徴があります。また、焦点運動亢進発作は夜間睡眠中に起こりやすく、頻度が多く、時に連続して見られることがあります。

　発作中に見られる動きとしては、起き上がり、片方または両方の腕が少し硬直している程度の軽いものから、腹ばいのままぴょんぴょん跳ね上がったり、身体全体をくねくねさせたり、自転車をこぐような動きをしたりという、かな

り激しいものまでさまざまです。

　意識については完全にある場合もあります。うっすらと意識がある人や、まったく意識のない人もいますが、いずれの場合でも動きがなくなった時点では、意識は完全に保たれています（睡眠中に出現する人の場合、発作終了と同時に入眠してしまうこともあります）。

　発作中は呼びかけには反応できないので、発作終了後に意識の有無を本人に確認することになります。発作中に「りんご」「たぬき」などの簡単な単語を言っておき、後で覚えているか確認するというのも1つの方法です。

　発作時の動きが他のけいれんと違い不規則に見えるので、心因性非てんかん発作と誤られることがあります。発作の持続時間が短いこと、毎回同じ症状であることによって区別されます。発作時の脳波検査でも異常が見られないことが多く、脳波を見るだけでは心因性の発作との区別はつけにくいですが、数回の発作症状をビデオに記録し、症状を詳しく検討すれば、区別が可能となります。

　発作時の危険としては発作出現時の転倒などによるケガ、やけどなどです。発作の時間が短いので、発作の出現した場所から大きく移動することはありません。ただ、発作は連続して現れることがあるので注意が必要です。

Point　焦点運動亢進発作

　意識が完全になくならないことが多く、持続が数秒から数十秒程度と短く、時に激しい身体の動きを伴い、発作後のもうろう状態を伴わない。
　夜間睡眠中に起きやすく、頻度が高く、時に連続して現れる。

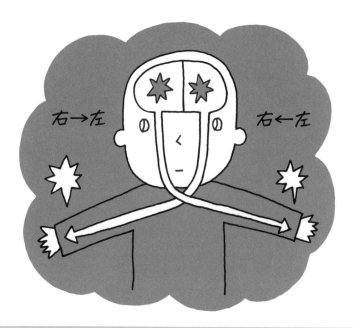

<ruby>半側間代発作<rt>はんそくかんたい</rt></ruby> ▶ DVD

（左半身か右半身がけいれんする発作）

　右半身または左半身の間代けいれんを起こすものを言います。意識はあることもないこともあります。しばしば発作後に一時的なまひ（けいれんした側）を起こします。通常はどちらの半身がけいれんするかは決まっています。右の脳が発作の震源地である人では左半身けいれん、左の脳が発作の震源地である人では右半身けいれんです。しかし、脳炎後のてんかんや、ドラベ症候群（旧・乳児重症ミオクロニーてんかん）では、時によって、右半身けいれんを起こしたり、左半身けいれんを起こしたりすることがあります。

　発作の危険としては強直間代発作(21頁)、焦点起始両側強直間代発作(39頁)と基本的に同じです。

> **Point** 　半側間代発作
>
> 右半身または左半身の間代けいれんを起こすもの。
> 発作後に一時的なまひ（けいれんした側）を起こすことがある。

2 焦点てんかんで見られる発作

シルビウス発作 ▶ DVD
（寝入りばなまたは起きがけの口周囲・顔面に見られる発作）

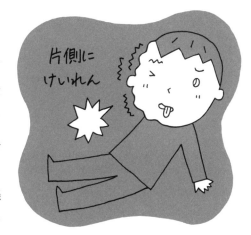

　中心・側頭部に棘波*を示す小児てん
かん（小児ローランドてんかん）で特
徴的に見られる発作で、ローランド発
作とも言います。舌、唇、歯肉、頬の
内側などの右か左かどちらか片側に異
常感覚が始まり、顔面、舌、唇、のど
などの右か左かどちらか片側（異常感
覚と同じ側）に強直けいれん、間代け
いれん、または強直間代けいれんが起こります。このけいれんのために声が出
なくなったり、声は出せてもうまく発音できなくなったり、よだれが出たりし
ます。

　発作中は最初から最後まで意識があることが多いのですが、けいれんしてい
る間はうまく応答ができません。また、最初だけ意識があって途中から意識が
なくなる場合や、まったく発作のことを覚えていないこともあります。

　発作は寝入りばなや起きがけに多く見られますが、夜中や、日中に見られる
こともあります。この発作での危険はほとんどありませんが、この発作がある
とわかれば、てんかんの診断が容易になります。

★棘波
　脳波検査で見られる異常の１つで、とがった棘のように見えることからこう呼ばれる。

> **Point**　シルビウス発作
>
> 　中心・側頭部に棘波を示す小児てんかん（小児ローランドてんかん）
> に特徴的。口周囲の片側の異常感覚やけいれんが、寝入りばなや起き
> がけに多く起こる。

3　てんかん重積状態 (長く続く発作)

てんかん発作が長時間続いたり、意識を回復しないまま何度もくり返したりするものを、てんかん重積状態といいます。もともとてんかんのある人以外に、脳炎・脳症、脳血管障害、脳腫瘍など、別の病気の結果として起こることも多いのですが、ここではてんかんのある人に起こってくる場合のみを取り上げます。

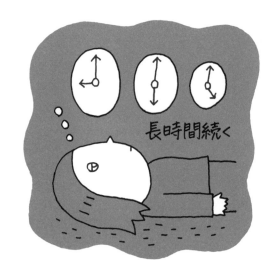

てんかん重積状態は、全身がけいれんするかどうかによって、「けいれん性」と「非けいれん性」に分けられます。「けいれん性」の場合は、救急車を呼ぶ必要があります。「非けいれん性」の場合は緊急性はありませんが、心因性の発作との区別がつきにくいという問題があります。

てんかん重積状態の分類にはいくつかのものがあります。全般起始発作か焦点起始発作かで分類するものや、年齢別に分類するものがありますが、ここではけいれんの有無で分類する方法を挙げておきます。

てんかん重積状態の分類
●けいれん性てんかん重積状態 (けいれんするもの)
●非けいれん性てんかん重積状態 (けいれんしないもの) 　　定型欠神発作重積状態 　　非定型欠神発作重積状態 　　焦点意識減損発作重積状態

3 てんかん重積状態

けいれん性てんかん重積状態
(けいれんするもの)

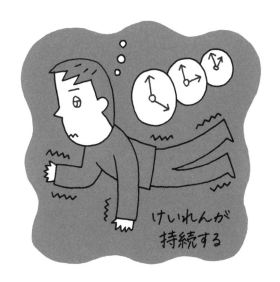

けいれんが持続する

　強直間代発作(21頁)がくり返し見られるか長く続くものが多いと言われています。焦点起始両側強直間代発作の場合でも通常、強直間代発作の形をとります。

　意識が回復せずに次のけいれん発作が出現するものや、意識を失ったままけいれん発作が長く続くものをけいれん性てんかん重積状態と言います。したがって意識が回復してから次の発作になった場合はてんかん重積状態とは言いません。毎回意識が回復する場合でも、何度もけいれん発作をくり返す時は、てんかん重積状態に移行する危険がありますので、注意深い観察が必要です。

　意識が回復せずに 3 回以上の強直間代発作をくり返すか、10 分以上けいれんが続く場合は救急車を呼ぶ必要があります。

　けいれんが長時間持続すると、脳の神経細胞の障害により知能低下などの後遺症が残る危険があることと、肺炎や横紋筋融解症（筋肉が大量に壊れて時に腎臓につまる病気）などの合併症による生命の危険もありますので、発作は早く止めたほうが安全です。

> **Point**　けいれん性てんかん重積状態
>
> 　全身がけいれんする発作がくり返し見られるか長く続くもの。
> 　意識が回復せずに全身けいれんを 3 回以上くり返すか、10 分以上けいれんが続く場合は救急車を呼ぶ。

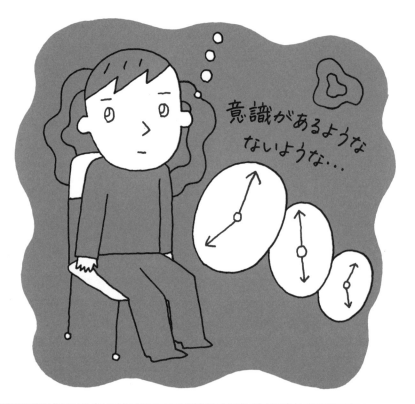

非けいれん性てんかん重積状態
(けいれんしないもの)

　これは定型欠神発作(19頁)、非定型欠神発作(19頁)、焦点意識減損発作(36頁)
が長時間続くものです。しかし、意識が完全にない状態が続くのではなく、意
識が半分あるようなないような状態が続きます。しかもこの状態は波があり、
ほとんど反応がない時期もあれば、かなり反応はあるが、不機嫌だったり、怠
けているように見えたりするだけの時期もあり、それらを何度もくり返します。
意識があるように見える時期には立って歩くことも可能です。

　しかし、いつも通りにさっさと歩くことはできません。また会話もゆっくり
なら可能なこともありますが、意識がなくなってくると、どんな質問にも「はい」
としか答えられなくなり、さらには返答がまったく不可能になります。

　一見するとてんかん発作のようには見えないのですが、注意して見ると発作
の要素が確認できることがあります。

　定型欠神発作・非定型欠神発作重積状態の場合は、まぶたが細かくふるえていたり、時々軽い脱力を伴ったり、ミオクロニー発作(20頁)が見られたりすることがありますし、焦点意識減損発作重積状態の場合は、一点を見つめて動作を停止する時期と、その後のもうろう状態でボーッとしている時期が区別できることがあります。このような場合はてんかん重積状態と考えられます。

　ただ、実際には心因性非てんかん発作(48頁)と非けいれん性てんかん重積状態を区別するのは、かなり困難です。最終的には症状出現時の脳波を検査しないと区別できないことも多く見られます。非けいれん性発作重積状態であれば、その間中脳波異常が見られ、心因性非てんかん発作であれば、原則として脳波は正常です。

　なお、レノックス・ガストー症候群(63頁)では非定型欠神発作重積状態をもつ人が時々ありますが、他の定型欠神発作重積状態、焦点意識減損発作重積状態はかなりまれにしか見られないものです。したがって、レノックス・ガストー症候群以外の人で、長時間の意識消失をくり返し、発作以外の時は元気にしている場合は、まずは心因性非てんかん発作を考えたほうがよいでしょう。

　日常的に非けいれん性てんかん重積状態をくり返すことがわかっている場合は、緊急に病院を受診する必要は原則としてありません。発作は何もしなくてもそのうちには終了します。発作が終了すれば、後遺症は通常残りません。

　問題は初めて長時間の意識消失が続いた場合です。長時間の意識消失はてんかん発作以外でも起こります。脳炎や脳血管障害の可能性もあります。まず病院を受診し、診断をしてもらう必要があるでしょう。

Point　**非けいれん性てんかん重積状態**

定型欠神発作、非定型欠神発作、焦点意識減損発作が長時間続くもの。
意識が半分あるようなないような状態が長時間続く。
心因性非てんかん発作との区別には、発作時の脳波記録が必要。
レノックス・ガストー症候群以外の人ではかなりまれ。

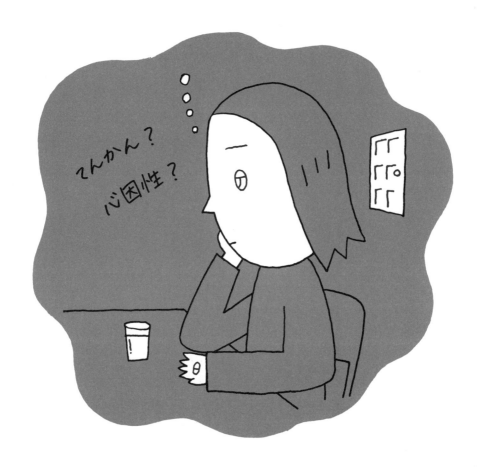

4 心因性非てんかん発作

　精神的なストレスが原因でてんかん発作とよく似た症状を起こすものを心因性非てんかん発作と言います。主な症状としては、意識消失（ボーッとしている感じや、記憶がないなど）や、けいれんのような動作（硬くなる、ピクつく、ガクガクするなど）です。てんかんではない人に見られる場合もあれば、てんかん発作のある人に見られる場合もあります。てんかんのある人の場合、軽度知的障害の人、女性に多い傾向があります。

　心因性非てんかん発作には抗てんかん薬は効果がありません。間違っててんかんと診断された場合、余分な薬を飲むことになります。逆に、てんかん発作なのに心因性非てんかん発作と診断された場合、抗てんかん薬を処方されないために、いつまでたっても発作がおさまりません。

　心因性非てんかん発作の治療は、本人、家族、その他の関係者に、症状を説明し、発作時の対処方法を伝えると同時に、問題となる周囲の環境を改善することです。知的障害のない人の場合、カウンセリングが有効なこともあります。また、抗不安薬などの処方が有効な場合もあります。

　てんかん発作と心因性非てんかん発作の両方をもっている人の場合、それぞれの発作を明確に区別することが重要です。毎回の発作がてんかん発作なのか心因性非てんかん発作なのか区別できなければ、治療はうまくいきません。発作が明確に区別されれば、それぞれに対して治療を行います。

●心因性非てんかん発作の特徴

　てんかん発作との鑑別は必ずしも簡単ではありませんが、次のような特徴があると言われています。

⑴発作の始まりがゆっくりで、時間が長い。

　てんかん発作は突然今までと違う状態が出現しますが、心因性非てんかん発作は始まりがゆっくりです。さらに多くのてんかん発作は、数秒から2〜3分で終了しますが、心因性非てんかん発作は数分どころか数十分、場合によっては、数時間以上続きます。

⑵発作症状が脳の解剖学的な理屈に合わない。

　例えば、意識があって、身体の一部がピクピクけいれんする症状があったとします。焦点意識保持発作の中の運動発作で身体の一部が間代けいれんを起こす場合であれば、脳の中の運動野と呼ばれる場所の神経細胞が興奮して発作を起こします。この場合、発作を起こす身体の場所と、神経細胞が興奮する脳の場所は一対一の対応があります。運動野は、左右とも脳の内側から外側に帯状になっていますが、内側から、足、胴、腕、手、顔という順に並んでいます。また右半身の運動は左脳の運動野、左半身の運動は右脳の運動野で起こります。例えば、右足先のピクつきから始まった場合であれば、必ず右足先から上がっ

ていき、右のふくらはぎ、右の太もも、右の胴、右腕、右手、右顔面の順序で
ピクつきます。途中を飛ばしたり、途中で左に症状が移ったりする場合は、解
剖学的な理屈に合わないので、心因性非てんかん発作が疑われます。

　このほかの症状でも、てんかん発作というのは大脳の一部が興奮して起こる
わけですから、解剖学的な理屈に合っています。しかし、心因性非てんかん発
作はしばしばその理屈には合っていません。ただ、解剖学的な理屈に合ってい
るかいないかは、医師でないと判断が困難ですので、症状を詳しく説明して専
門医に判断してもらうことになります。

⑶発作の症状が一定しない。

　てんかん発作は通常は脳の同じ場所から起きますので、症状は毎回一定です。
もちろん発作の程度には多少違いがあります。また、人によっては複数の発作
型をもっていることもあります。それでも多くて数パターンです。そして同じ
パターンの発作を何度もくり返します。ところが、心因性非てんかん発作は発
作症状がどんどん変化することが１つの特徴です。毎回発作症状が変化するこ
ともあれば、ある日の症状は毎回同じでも、次の日とか次の週には変化するこ
とがしばしば見られます。症状が次々と変化するために家族はしばしばパニッ
クに陥り、「何が起こっているのか、どうしてよいかわからない」と言われます
が、症状が変化していくほうが、てんかん発作の可能性は少ないのです。家族
がパニックになると、心因性非てんかん発作の見た目の激しさは増すことが多
いので、注意が必要です。ただし、心因性非てんかん発作でも、毎回症状が一
定のこともあります。症状が一定だからてんかん発作とは言い切れません。

⑷発作後のもうろう状態が少ない。

　焦点意識減損発作や強直発作、強直間代発作では、発作の後にしばしばもう
ろう状態が続きます。そしてもうろう状態というのはまったく意識のない状態
から完全に意識が回復した状態に徐々に向かっていきます。いったん意識が
はっきりしてから再びボーッとすることはありません。ところが、心因性非て

んかん発作の場合は、症状がおさまると割とすぐに反応し会話が可能になります。途中の中途半端な状態というのがあまりありません。

　てんかん発作のもうろう状態を見慣れている家族は、このもうろう状態が少ないということが、心因性非てんかん発作との区別になっていると思います。

(5)ボーッとしているのに意図的な行動ができる。

　ボーッとして意識がないように見えるのに、物にはぶつからずに歩いたり、倒れる時にはうまく手を床についたり、どこかから自分の好きな物を探し出してきて食べ始めたりできる、ということです。実際に心因性非てんかん発作でケガをすることはかなりまれですし、かなり複雑な行動をすることがあります。

(6)自分の得になる状況で現れることが多い。

　例えば、自分の嫌いな作業になると必ず症状が現れるとか、その症状を起こすと周囲の人にやさしくしてもらえるという時に現れるということです。症状を起こすことによって得をする（これを疾病利得と言います）ので、症状がくり返されるとも考えられます。ですから、誰もいない状況で見られることはあまりありません。

●心因性非てんかん発作の具体例

　心因性非てんかん発作の症状はてんかん発作と違い、非常に多様性があります。ここではその一部を紹介することにします。

【症例1】焦点意識減損発作に似た症状

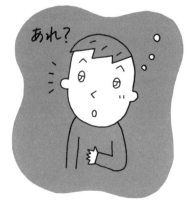

　いつの間にか反応がなくなりボーッとしている。口周囲の動きはない。目に光を当てようとすると、きつく目を閉じる。数分間して突然、「あれ、今発作でしたか」と言う。この時点では質問に正しく答えられる。しばらくいつも通

り会話をしているが、そのうちまた反応が乏しくなり、同様の症状をくり返す。1回は数分続く。多いと日に数十回くり返す。

　脳波ビデオの同時記録では発作時に変化を認めない。つまり、目が覚めた状態で安静にしている時の正常な脳波。

【症例2】焦点意識保持運動起始発作に似た症状

　まず左手をピクピクし始める。しばらくすると左手がピクピクしなくなり、右手がピクピクし始める。さらに時間が経過すると、右手のピクつきがなくなり、左足のピクつきが始まる。時間は数分から数十分。発作の始まりのピクつく場所は発作のたびに変化する。つまり、左手の時もあれば、右手の時もあり、時には右足や左足から始まる。呼びかけても反応はないが、発作終了後に発作時の症状を確認すると、部分的に記憶があるという。

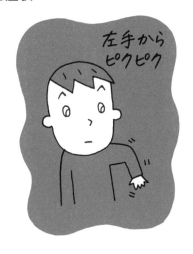

　ピクつきは自分では止められないというが、発作時に主治医が「これはてんかん発作ではないから止めてごらん」と言うと止まることがある。

【症例3】焦点運動亢進発作に似た症状

　仰向けに床に寝そべり、手足を不規則に動かし、床を少しずつ移動する。呼びかけに反応はない。顔色は変化しない。呼吸もしている。数時間持続する。

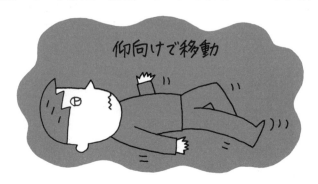

発作の誘因は特にないが、人の多く集まっている場所で起こることが多い。発作を止めるように主治医が指示しても発作は続く。周囲の者が、無視していても発作は必ず数時間続く。

【症例4】呼吸停止？を伴う全身けいれんに似た症状

ゆっくり床に転倒し、手足を硬くする。転倒時に身体のどこかを打撲することはない。呼吸を止めている。顔色は赤くなる。じっと見ていると時に息継ぎをし、またしばらく呼吸を止めている。この間、呼びかけにはまったく反応しない。数分間続く。発作中の記憶はまったくないという。

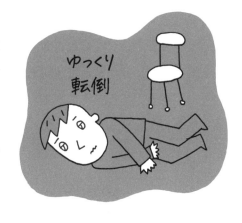

【症例5】夜間睡眠中の全身けいれんに似た症状

一人暮らしの高齢女性。睡眠中に発作が起こる。夜中に目が覚めた時点ですでに全身がけいれんしていて、30秒ほどで終了するという。発作のたびに不安になり、近くに住む子どもに電話をして来てもらう。脳波ビデオの同時記録によると、発作は睡眠中ではなく、夜間覚醒した直後に現れ、症状は全身の硬直のみで間代けいれんはなく、脳波に異常は見られないことが確認される。この後、本人に再度話を聞くと、夜中に目が覚めた時に一人だと不安になり、その後、全身が硬くなる、という。

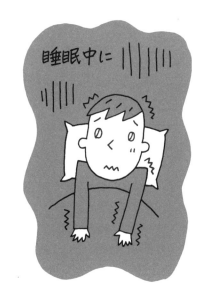

【症例 6】けいれん性てんかん重積状態に似た症状

仰向けの状態で全身を硬くする。目はかたく閉じている。呼びかけにはまったく反応しない。手足の硬直は時々ゆるむが、腕や足を触るとその瞬間に再び手足が硬直する。30分から数時間続く。家族はいつも救急車を呼ぶ。救急病院では毎回注射や点滴をされ、すぐに発作が止まる時としばらく続く時がある。発作が止まると、もうろう状態はなく、まひもないため、入院にはならず、医師から帰宅するように指示される。

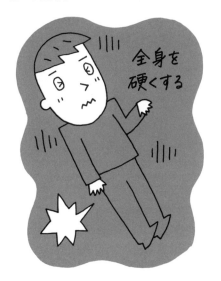

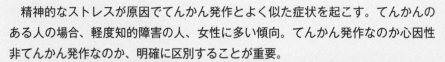

Point 心因性非てんかん発作

　精神的なストレスが原因でてんかん発作とよく似た症状を起こす。てんかんのある人の場合、軽度知的障害の人、女性に多い傾向。てんかん発作なのか心因性非てんかん発作なのか、明確に区別することが重要。

　治療は、発作時の対処方法の習熟と、問題となる周囲の環境の改善が重要。

　知的障害のない人の場合、カウンセリングが有効なこともある。抗不安薬などが有効な場合もある。

【心因性非てんかん発作の特徴】

・発作はゆっくりと現れ、時間が長い。

・発作症状が脳の解剖学的な理屈に合わない。

・発作の症状が一定しない（一定のこともある）。

・発作後のもうろう状態が少ない。

・ボーッとしているのに意図的な行動ができる。

・自分の得になる状況で現れることが多い。

3

第3章

てんかん
病型分類

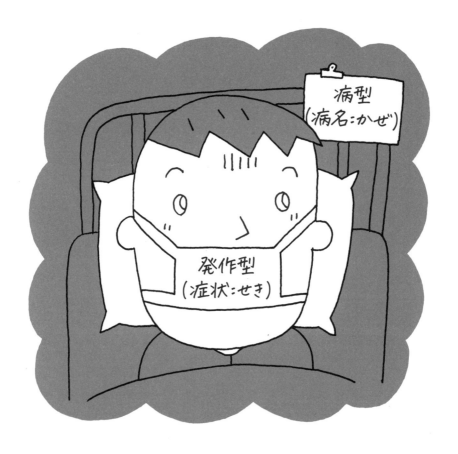

1 てんかん病型分類と
てんかん発作型分類の違い

　第2章でてんかん発作のいろいろを見てきましたが、これは国際的に決められた「てんかん発作型分類」に基づいて一部をわかりやすく変えたものです。てんかんについての分類には、実はもう1つあります。それは「てんかん病型分類」*です。

　てんかんの話で一番わかりにくいのはこのように「てんかん病型分類」と「てんかん発作型分類」という2つの分類があることです。そもそも1つの分類だけでもわかりにくいのに、似たような分類が2つもあり、頭が混乱してしまって、やっぱりてんかんはわからないと思う人が多いと思います。

　まず「てんかん病型」と「てんかん発作型」の違いですが、「てんかん病型」

とは病名にあたるもので、「てんかん発作型」は最も重要な症状ですが、病名ではありません。「てんかん発作型」に加えて、発病年齢、脳波・CT・MRIなどの検査結果、知的障害などの合併症の有無などを総合して下す診断名にあたるのが「てんかん病型」です。

　「てんかん発作型」は第2章で述べた発作時の症状だけでなく、発作時の脳波や、普段の発作を起こしていない時（発作間欠期と言います）の脳波の結果も合わせて考えた結果によって分類されています。これが「てんかん発作型分類」です。

　症状である「てんかん発作型」は人によっては何種類ももっていることがあります。典型的な例はレノックス・ガストー症候群(63頁)の患者さんです。これは複数の発作をもっているのが特徴で、強直発作や、非定型欠神発作、ミオクロニー発作、脱力発作など、さまざまな発作を起こすことが多いのです。

　これに対して「てんかん病型」は病名にあたるものなので、一人の患者さんではどこか1つに当てはまります。また、途中で別のてんかん病型へ変わることは原則としてありません。

　「てんかん発作型分類」によって、今もっている発作が何という発作かがわかり、さらに他の情報を基に、「てんかん病型分類」のいずれに当てはまるのかがわかれば、きちんとした治療方針を立てることができます。また、てんかんの原因追究や、新しい治療法の開発のために、世界で共通の分類を使い、情報を蓄積していくことはとても重要なことです。

★本書で主として取り上げているのは、2017年の「てんかん病型分類」「てんかん発作型分類」です。

Point　てんかん病型分類とてんかん発作型分類の違い

　てんかん発作型分類は症状の分類。このてんかん発作型分類と発病年齢、脳波・CT・MRIなどの検査結果、知的障害などの合併症の有無などを総合して下す診断名にあたるのが、てんかん病型分類。

2 てんかん病型分類

　本書では、2017年の「てんかん病型分類」を使用していますが、この2017年の分類では、てんかんは「焦点てんかん」「全般てんかん」「全般焦点合併てんかん」「病型不明てんかん」の4つに分類されています。

　「焦点てんかん」とは、脳の一部から始まる発作を症状とするもので、「全般てんかん」とは、発作の始まりから両側の大脳が巻き込まれて起こる発作を症状とするものです。「全般焦点合併てんかん」はこれら両方の発作をもっているてんかんで、焦点か全般かわからないものを「病型不明てんかん」と呼びます。

　本書では、これらの分類に発作の治りやすさを考慮して、「特発性全般てんかん」「てんかん性脳症」「自然終息性焦点てんかん」「（自然終息性以外の）焦点てんかん」に分けて解説します。

　脳に特に粗大な異常が認められず、もともと神経の興奮性が高いために起こるてんかんを「特発性」てんかんと呼びます。「特発性全般てんかん」には、「小児欠神てんかん」「若年欠神てんかん」「若年ミオクロニーてんかん」「全般強直間代発作のみを示すてんかん」の4つのてんかんが含まれています。

　「特発性全般てんかん」は思春期までに発病することが多く、脳の異常や知的障害はなく、発作は全般起始発作（18頁〜）のみで、その中でも定型欠神発作、ミオクロニー発作、強直間代発作、間代発作のいずれかしかもっていません。「特発性全般てんかん」以外の「全般てんかん」と「全般焦点合併てんかん」は、症状や治りやすさなどが比較的似ている傾向をもっているため、これらをあわせたものをここでは「てんかん性脳症」と呼びます。「てんかん性脳症」は新生児期から幼児期に発病することが多く、しばしば知的障害を伴います。全般起始発作と焦点起始発作（28頁〜）の両方をもっていることもよくあります。「自然終息性焦点てんかん」は幼児期から小児期に発病し、発作は少なく、思春期には多くの人が治ると言われています。「（自然終息性以外の）焦点てんかん」は4つの中で唯一発病しやすい年齢が決まっていません。つまり新生児から高齢

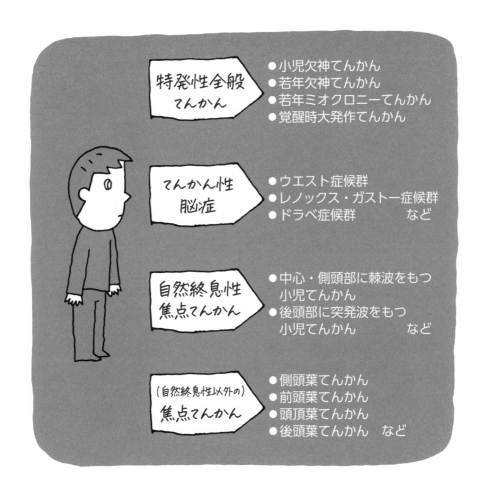

者までいつでも発病する可能性があります。30歳以上で発病する場合は、ほとんどがこのタイプです。焦点起始発作をもちますが、知的障害はあることもないこともあり、発作の回数や、治りやすさ、原因もさまざまです。

　この分け方の長所は、細かくどれかのグループに分類できなくても、4つのグループのいずれかには、ほとんどの患者さんが分類されるということです。

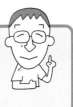

Point　**本書におけるてんかん病型分類**

　「特発性全般てんかん」「てんかん性脳症」「自然終息性焦点てんかん」「（自然終息性以外の）焦点てんかん」の4つのグループに分類できる。

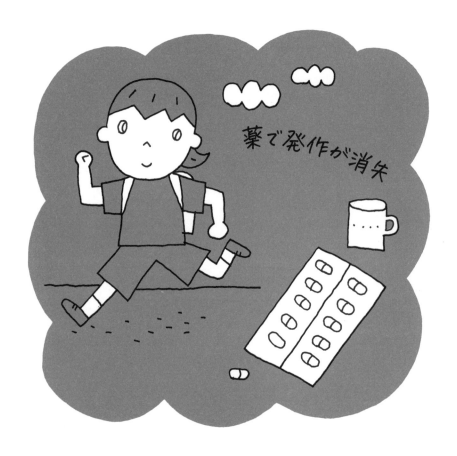

3 特発性全般てんかん

　「特発性全般てんかん」は小児期または思春期に発病し、抗てんかん薬を飲むことにより8割の症例で発作が止まります。発作が止まらない場合も、多くの人でかなり発作が軽くなります。薬はバルプロ酸（VPA〈デパケン、セレニカなど〉）が第1選択です。ただ、思春期に発病する場合、発作が止まっても、薬を中止すると発作が再発しやすいと言われています。若い女性の場合、妊娠の初期にバルプロ酸を飲んでいると、生まれてくる子どもの奇形率が高くなるため、バルプロ酸を少ない量で飲むか、ラモトリギン（LTG〈ラミクタールなど〉）またはレベチラセタム（LEV〈イーケプラ〉）に変更したほうがよいと言われています。

　「特発性全般てんかん」には次の4つの病型があります。

● 小児欠神てんかん

学童期に発病します。定型欠神発作(19頁)が日に数回以上と何度も起こります。小児期には定型欠神発作のみですが、思春期になってからは強直間代発作(21頁)が出てくる人がいます。大人になっても定型欠神発作が止まらないこともありますが、その場合も発作はかなり短く軽くなります。

● 若年欠神てんかん

思春期に発病し、小児欠神てんかんに比べて定型欠神発作の頻度は少なく、毎日は起こりません。強直間代発作の合併が多いと言われています。

● 若年ミオクロニーてんかん

思春期に発病し、起床後 1〜2 時間以内のミオクロニー発作(20頁)が特徴です。定型欠神発作、強直間代発作を伴うこともあります。ミオクロニー発作は見逃されることが多く、正しい診断のついていない人がよく見られます。

● 全般強直間代発作のみを示すてんかん

思春期の発病が多く、起床後 1〜2 時間以内の強直間代発作が特徴です。

これらのてんかん症候群は、いずれも発病年齢が限られています。また、強直発作(25頁)、脱力発作(27頁)、非定型欠神発作(19頁)は見られません。脳波の異常は脳全体に見られ、特発性全般てんかんに特徴的な形の異常が見られます。

> **Point**　特発性全般てんかん
>
> 小児期または思春期に発病し、抗てんかん薬により 8 割の症例で発作が止まる。
> 薬はバルプロ酸が第 1 選択。
> 思春期に発病する場合、薬を中止すると発作が再発しやすい。

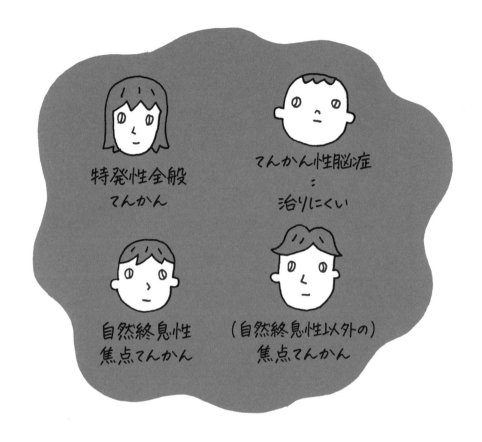

特発性全般
てんかん

てんかん性脳症
＝
治りにくい

自然終息性
焦点てんかん

（自然終息性以外の）
焦点てんかん

4 てんかん性脳症

「てんかん性脳症」は最も治りにくく、発作が止まる患者さんは 2〜3 割で、発作の回数も比較的多いのが特徴です。しばしば知的障害を伴い、全般起始発作と焦点起始発作の両方をもつことも多く見られます。

主な症候群を次に示します。

● ウエスト症候群

乳児期に発病します。主として頭部を前屈みにする短い強直発作が連続して起こります。知的障害を伴うことが多く、レノックス・ガストー症候群に移行する症例が多く見られますが、一部は焦点てんかんに移行します。薬は ACTH やビガバトリンが効果があります。

● レノックス・ガストー症候群

非定型欠神発作(19頁)、強直発作(25頁)、脱力発作(27頁)、ミオクロニー発作(20頁)、強直間代発作(21頁)のうち、複数の発作型をもつのが特徴です。脳波にも特有の異常が見られます。知的障害を伴うことが多く、発作はなかなか止まりません。発作を止めようとして、抗てんかん薬が大量に投与されると、逆に発作が増加する場合もあるので注意が必要です。薬はバルプロ酸(VPA〈デパケン、セレニカなど〉)が第1選択になりますが、多くの患者さんでフェニトイン(PHT〈アレビアチン、ヒダントールなど〉)またはカルバマゼピン(CBZ〈テグレトールなど〉)の併用が必要になります。

● ドラベ症候群(旧・乳児重症ミオクロニーてんかん)

乳児期に発病します。発作は発熱、入浴などで誘発されやすく、ミオクロニー発作、強直間代発作のほか焦点起始発作も起こります。半側間代発作(42頁)は右のことも左のこともあります。発作が止まることはほとんどなく、小児期にはしばしばてんかん重積状態(44頁)を起こします。成人になると発作頻度は減少し、てんかん重積状態もほとんど起こさなくなりますが、徐々に歩行が困難になることがあります。遺伝子の異常が高い率で見つかりますが、その多くは突然変異で、親からの遺伝はごく一部です。

> **Point**　てんかん性脳症
>
> 　最も治りにくく、発作の回数も多い。
> 　しばしば知的障害を伴い、全般起始発作と焦点起始発作の両方をもつことも多い。

5 自然終息性焦点てんかん

「自然終息性焦点てんかん」は、小児期に発病し、思春期頃には治ります。薬はカルバマゼピン（CBZ〈テグレトールなど〉）が第1選択ですが、症状が軽い場合には薬を飲まないで様子を見るという方法もあります。

代表的な症候群には以下のものがあります。

●中心・側頭部に棘波をもつ小児てんかん

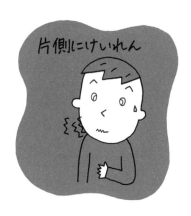

片側にけいれん

小児期の発病で、片側の口の周りの短いけいれんを主な症状とするシルビウス発作(43頁)が特徴です。時に焦点起始両側強直間代発作(39頁)も見られます。発作は寝入りばなや明け方などの睡眠時に多く起こります。脳波検査で派手な異常が見られ、発作が止まってもなかなか脳波が正常になりませんが、それほど心配はいりません。思春期には薬を飲む必要はなくなります。

なお、「中心・側頭部」というのは、脳波検査で電極を付けている場所で、「中心部」は頭の真ん中あたり、「側頭部」は頭の横にあたります。「棘波」というのは、脳波検査で見られる異常の1つで、とがった棘のように見えることからこのように呼ばれます。つまり、「中心・側頭部に棘波をもつ」というのは、脳波検査で「中心部」と「側頭部」に「棘波」という異常が見られるということです。

●後頭部に突発波をもつ小児てんかん

「後頭部に突発波をもつ」とは、脳波検査で「後頭部」（頭の後ろのほう）にてんかん特有の異常が見られるという意味です。

最近はさらに以下の2つに分類されます。

●早発型小児良性後頭葉てんかん（Panayiotopoulos症候群）

発病年齢が5歳頃と「遅発型小児後頭葉てんかん」に比較して早いので、「早発型」が病名についています。嘔吐を主体とする自律神経発作(34頁)または自律神経発作重積状態が特徴で、眼球が左右どちらかへ向く症状や、焦点起始両側強直間代発作を示すこともありますが、一般の後頭葉てんかん(67頁)で見られるような視覚症状（キラキラ、チカチカした物が見える）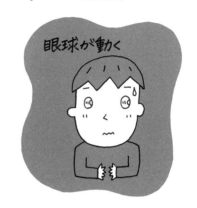
はまれです。一生の合計発作回数は数回程度と少なく、思春期には薬を飲まなくても発作は起こらなくなります。ただし、てんかん重積状態(44頁)を起こすことがあり、この場合は救急車を呼ぶ必要があります。

●遅発型小児後頭葉てんかん（Gastaut型小児後頭葉てんかん）

発病年齢が8歳頃と「早発型小児良性後頭葉てんかん」に比較して遅いため、「遅発型」が病名についています。視覚症状（キラキラ、チカチカした物が見える）が主で、半側間代発作(42頁)が多く、焦点意識減損発作(36頁)、焦点起始両側強直間代発作(39頁)を起こすこともあります。時に治りにくく、薬を飲んでも発作が止まらない場合や、発作が止まっても薬をやめると再発する場合があります。

> **Point** 　**自然終息性焦点てんかん**
>
> 小児期に発病し、思春期頃には治るものが多い。
> 薬はカルバマゼピンの投与が第1選択。

6 （自然終息性以外の）焦点てんかん

「（自然終息性以外の）焦点てんかん」は抗てんかん薬により6〜7割の患者さんで発作は止まります。逆に言うと3〜4割の方は発作が止まらないということです。薬はカルバマゼピン（CBZ〈テグレトールなど〉）、ゾニサミド（ZNS〈エクセグランなど〉）、フェニトイン（PHT〈アレビアチン、ヒダントール〉）、クロバザム（CLB〈マイスタン〉）、ラモトリギン（LTG〈ラミクタールなど〉）、レベチラセタム（LEV〈イーケプラ〉）、ペランパネル（PER〈フィコンパ〉）、ラコサミド（LCM〈ビムパット〉）などがあります。薬で発作が止まらない場合に、手術をすることで発作が止まる、もしくは軽減される人もいます。発作の始まる場所により、以下のように分けられます。

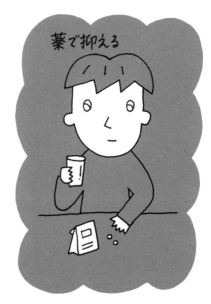

薬で抑える

●側頭葉てんかん

（自然終息性以外の）焦点てんかんの中で最も多いものです。焦点意識保持発作として、上腹部不快感や、既視感などの夢様状態、恐怖感などの症状が見られます（焦点意識保持非運動起始発作・34頁参照）。また側頭葉起源の焦点意識減損発作（36頁）がしばしば見られます。側頭葉てんかんのうち、側頭葉の内側の部分から発作が始まる、内側側頭葉てんかんは手術に最もよく向いていると言われています。

●前頭葉てんかん

側頭葉てんかんに次いで多く見られます。焦点意識保持発作として焦点意識

保持運動起始発作(32頁)を示すものや、焦点運動亢進発作(40頁)をもつものがあります。前頭葉は非常に広く、場所により症状に違いがあります。

●頭頂葉てんかん

焦点意識保持発作として身体の一部のしびれや、めまいが見られることがあります。

●後頭葉てんかん

焦点意識保持発作として単純な視覚症状（キラキラ、チカチカした物が見える）を示します。側頭葉起源の焦点意識減損発作(36頁)をもつものは治りにくいことがあります。

いずれの症候群も焦点起始両側強直間代発作(39頁)を伴うことがあります。脳波の異常は各場所に一致して見られますが、脳波異常が見られない場合もあります。発病しやすい年齢は特にありません。薬剤低抗性てんかんの6～7割はこのタイプで、一番多く見られるのは側頭葉てんかんです。前頭葉てんかんがこれに続きます。重度の知的障害を伴う場合には、側頭葉てんかんよりも前頭葉てんかんがよく見られます。また自閉症の人で思春期頃に発病するてんかんは（自然終息性以外の）焦点てんかんが多いと言われています。

（自然終息性以外の）焦点てんかんでも、上記の4つに分類できない場合も多くあります。例えば、発作症状からだけでは、脳のどの部分から発作が始まっているか不明な場合や、脳炎後のてんかんのように脳のさまざまな部分から発作が始まる場合などです。

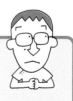

Point （自然終息性以外の）焦点てんかん
抗てんかん薬により6～7割の患者さんで発作が止まる。

コラム2……似ているけれど意味が違う？ てんかんが治ることと発作が止まること

「てんかんが治る」ことと「発作が止まる」ことは似ていますが、多少意味が違います。てんかん発作がくり返して起こると薬を飲み始めます。その結果2年以上発作が出なくなった状態を「発作が止まる」と言います。この状態から薬をやめてさらに2年以上発作が出なければ、「てんかんが治った」ということになります。ただ、この2年というのはあくまで目安ですので、5年以上発作が止まっていたのに発作が再発することも時にはあります。

もちろん患者さんにとっては「てんかんが治る」のが一番いいわけですが、中には薬で発作が止まっても、薬をやめると再発してしまう人がいます。こういう人は残念ながら「発作は止まる」けれども「てんかんが治る」のは難しいことになります。

また、長年薬を飲んで「発作が止まっている」場合に「てんかんが治っている」かどうかは、薬をやめてみないとわかりません。てんかんのタイプや発病年齢、脳波検査の結果などを考慮すれば、発作の再発率が高いか低いかは判断できますが、あくまでおよその確率しかわかりません。発作が再発すればてんかんは治っていなかったことになり、再発しなければてんかんは治っていたことになります。治っていた場合でも、いつの時点でてんかんが治ったかということは誰にもわかりません。薬を減量する前に、てんかんが治っているかどうか検査で簡単にわかるようになればいいのですが、それにはもうしばらく医学の進歩を待たねばならないようです。

コラム3……脳波って？ 電気の流れを測る

脳波とは、頭の表面に電極を付けて脳の電気の流れを測定する検査です。てんかんの人では、大脳の神経細胞がいっせいに活動することにより、特徴的な波が見られ、普段発作のない時に検査をしても異常が見つかります。発作中には発作のない時とは違う波が出ることが多いです。電気の流れを測定するだけなので、人体にはまったく無害です。脳波の異常には他の脳の病気でも見られるものと、てんかん特有のものがあり

ます。突発波というのは、常に見られる異常ではなく、突然現れる異常な波で、代表的なてんかん性の突発波として、棘波（脳波検査で見られる異常の1つで、とがった棘のように見える）、棘徐波（棘波と幅広い大きな波である徐波が組み合わされた形のもの）があります。異常が現れる場所は電極の位置で表現します。例えば、右前側頭部、左中心部、両側後頭部などです。全体に異常が見られれば、全般性と表現します。

4

第4章 | てんかん発作の
介助

けいれん

▶ DVD

　まず横にして、周囲の危険物を除き、けいれん
によって身体を打撲しないように頭の下にやわ
らかいものを敷きます。とりあえずはその場にあ
るもの、鞄、上着などでかまいません。そしてけ
いれんが終了するのを待ちます。呼吸が停止する
と血の気が引き顔色が土気色になり、このまま死
んでしまうのではないかと心配になりますが、あ
わてて救急車を呼ぶことはありません。1分程度
でけいれんは終了し、呼吸も戻ります。

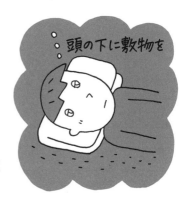

頭の下に敷物を

　舌を噛まないようにと、けいれんの最中に口の
中に指を入れたり、物を突っ込んだりしてはいけ
ません。硬いもの（スプーン、箸など）を使うと
歯が折れたり、口の中を傷つけたりします。また
ハンカチなどのやわらかいものを入れると窒息の
原因となることがあります。家族が自分の指を入

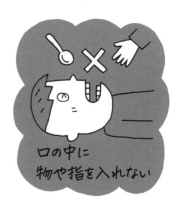

口の中に
物や指を入れない

れることもよく耳にしますが、これは指を噛まれてケガをしますので危険です。

　多くの場合、けいれんの開始と同時に舌を噛んでしまいますので、気がつい
た時点ではどうしようもありません。歯をくいしばる力はとても強いので、こ
じ開けることはほとんど不可能です。まれには発作の開始時点では口を開けて
いて、ハンカチやタオルを歯の間に入れることができる場合があります。この
場合の注意としては、発作後の嘔吐により窒息しないように、けいれんが終了
したらすぐにハンカチやタオルを取り除くということです。

　けいれんがおさまった時点で顔を横に向けて、発作後の嘔吐による誤嚥（食
物などが気管に入ること）を予防します。さらにケガの有無を確認し、なけれ
ばそのまま観察します。さらに意識の回復を待って、身体が動くかどうか、痛

みがないかを確認します。大きな音がしてどこかを打撲したと考えられる時は特に注意してください。発作後意識が十分に回復していない時は、本人は痛みをあまり感じないため、しっかり意識が回復してから確認することが大切です。ケガをしていれば病院に連れていくことになりますが、この場合も、よほどの大ケガでなければ救急車を呼ぶ必要はありません。

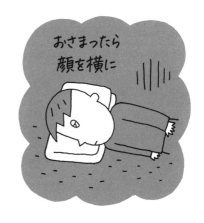

　発作止めの頓服薬を飲ませる場合は、意識が十分に回復して、うまく飲み込めることを確認してからにします。発作止めの薬はあくまで発作の予防のためのものです。発作からの回復を早める効果はありません。むしろ眠気が出現することがあります。

　けいれん発作の終了後はしばしば眠りますが、大きなケガがなければそのまま寝かせてください。まれにけいれん発作をくり返すことがありますので、時々観察する必要があります。家や入所施設であれば自然に目が覚めるまで寝かせておいてください。作業所などで発作を起こし、帰宅する必要がある時は、途中で無理に起こしてもかまいません。

　ここで述べた方法は、あくまでてんかんがあるとわかっている人が、いつもと同じ発作を起こした場合の介助のやり方です。見知らぬ人が意識を失って倒れた場合、それがてんかん発作かどうか簡単にはわからないと思います。そのような時は救急車を呼んだほうがよいこともあります。

> **Point　けいれん**
>
> 　横にして、危険を防止し、その場で経過観察。口の中には物を入れない。
> 　けいれん終了後、ケガの有無を確認し、あれば病院へ。なければそのまま様子を観察。

意識消失後のもうろう状態 ▶ DVD

　けいれんの後でも、焦点意識減損発作などのけいれんしない発作の後でも、ボーッとした状態が続くことがあります。その場でじっとしている場合には危険は少ないですが、立ち上がろうとしたり、歩き回ったりする場合があります。このような場合、無理に行動を止めないで、そのまま観察することが大切です。歩き回る場合は後ろからついていくほうがよいでしょう。人によっては、発作後に尿

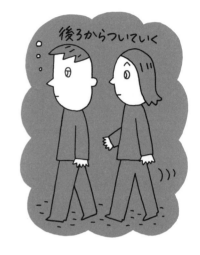

意を感じてトイレを探していることもあります。このような時はトイレに誘導して排尿をすませるとその後の行動が落ち着きます。多くの場合、もうろう状態では複雑な行動はできません。ドアを開けることくらいはできますが、鍵をあけるのは困難です。外へ出て行かないように、鍵をかけるか、ドアの前に立って、ドアがはっきり見えないようにすると出て行くことはありません。

　自分がどこにいるかがわかっていないので、駅のホームや階段から転落したり、赤信号で道路を横断しようとしたりすることがあります。危険が差し迫っている場合は、後ろから腰に抱きついて力ずくで制止しなければいけません。このような場合も前から制止すると殴られる危険がありますので、必ず後ろから制止してください。

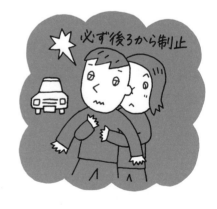

　危険がなければ時々声をかけて、意識の回復の程度を確認します。意識は急速に回復することもありますが、しばしば回復には数分から数十分を要します。

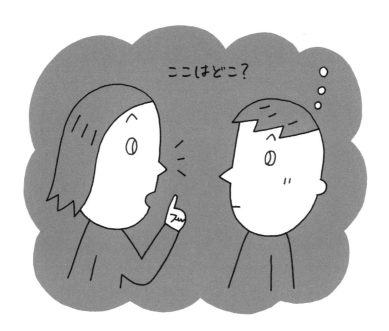

　返事があれば意識は少し戻ってきたと考えられますが、この場合でも、複雑な質問には答えられないことがよく見られます。会話が可能な人であれば、まず自分の名前が言えるかを確認し、言えれば「ここはどこですか」「今日は何月何日（または何曜日）ですか」という質問をします。「今日は何月何日か」という質問はかなり難しいので、前後1日のずれは正解とします。また月と曜日が正解であれば日付はわからなくてもかまいません。ここまで回復すれば、発作の直前の前兆の有無などを確認します。普通に会話ができるようになっても、記憶の能力は回復していないことがあります。会話したことを後で覚えていないこともありますので、発作の直後は重要な話はしないほうがよいでしょう。

Point　**意識消失後のもうろう状態**

　立ち上がろうとしたり、歩き回ったりする場合、無理に行動を止めないで、そのまま観察。
　危険が差し迫っている場合は、後ろから制止。
　危険がなければ時々声をかけて、意識の回復の程度を確認。

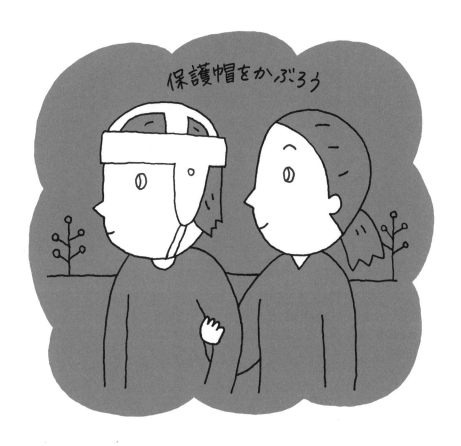

保護帽をかぶろう

転　倒

　けいれんする発作や強直発作(25頁)、脱力発作(27頁)など発作で転倒すること
はよく見られます。発声後にゆっくり倒れるような場合には、支えれば転倒を
防止できる可能性はありますが、多くの場合は突然に転倒するので、傍らに付
き添っていなければケガの予防はできません。常に付き添うことはほとんど不
可能ですので、保護帽を着用したり、家や施設の中の危険物を少なくしたりし
て、転倒した場合のケガの危険を少なくするしかありません。

　保護帽は本人の倒れ方に合わせて一部を補強するとよいでしょう。ただ、あ
まり頑丈にしすぎると夏は暑いですから、必要な部分のみにしてください。具
体的には、あご当てを作るとか、額の部分につばを作るとか、頭頂部を一部覆
うなどです。ただ、顔面を打撲する場合には、なかなか保護はできません。何

度も転倒し、よくケガをする人の場合は、外出時にはしっかり腕を組んで歩く
ほうが安全です。

　見た目に明らかなケガがある場合や、骨折が疑われた場合には、病院へ行く
ことに迷うことはないと思います。問題は頭部を打撲した場合に、明らかなケ
ガがなくても、毎回病院を受診したほうがよいのかどうかということです。何
度も病院に運ばれてそのたびにCT検査をされ、毎回問題がないと言われると
今回もだいじょうぶだろうと思ってしまいます。でも今回は頭の中に出血して
いるかもしれません。意識がはっきりしていれば安心ですが、発作の直後は意
識がぼんやりしていることが多いと思います。「手遅れになったらどうしよう」
と不安になります。

　このような場合、しばらくはその場で意識の回復の様子を観察します。通常、
脳内の出血は、心停止や呼吸停止のように一刻を争うほどの緊急性はありませ
ん。ゆっくり観察しても間に合います。通常に比べて意識の回復が明らかに遅
い場合や、一度はっきり意識が回復した後に再び意識がもうろうとする場合に
は病院を受診したほうがよいでしょう。

> **Point**　転　倒
>
> 　保護帽の着用や、家や施設の中の危険物を少なくする工夫が重要。
> 　特に危険な場所ではしっかり腕を組んで歩くほうが安全。
> 　頭部打撲の際は、通常に比べて意識の回復が明らかに遅い場合や、一度はっき
> り意識が回復した後に再び意識がもうろうとする場合には病院を受診。

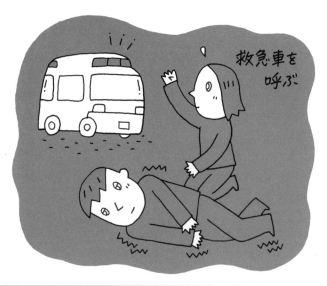

長時間のけいれん

　全身のけいれんが10分以上持続した場合や、全身のけいれんが止まった後、意識を回復せずに3回以上発作をくり返す場合は救急車を呼ぶ必要があります。けいれん性てんかん重積状態の場合、全身状態が悪くなり、時には命に関わることがあります。脳に対するダメージも通常の発作よりは大きいので、早めに止めたほうがよいと考えられます。救急車が来るまでの介助はけいれん(70頁)の時と同じです。

　けいれん性てんかん重積状態が起こると知能が下がるかどうかということについてはさまざまな意見があります。少なくとも成人に関しては、特に知能が下がることはないと言われています。救急車を待つ間、「早く来ないと知能が下がる」と心配する必要はないと思います。

　問題は心因性非てんかん発作(48頁)との区別です。心因性非てんかん発作の場合は救急車を呼ぶと逆効果になることも多いですので注意が必要です。

> **Point**　**長時間のけいれん**
>
> 　全身のけいれんが10分以上持続した場合や、意識を回復せずに3回以上全身けいれんをくり返す場合は救急車を呼ぶ。

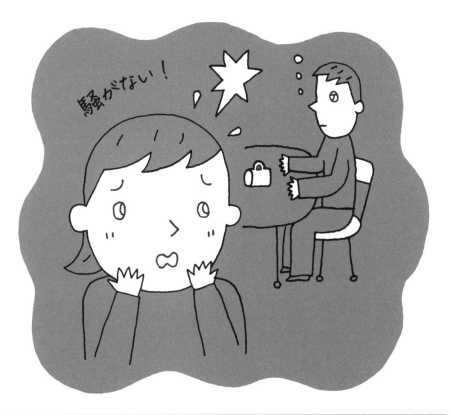

心因性非てんかん発作

　心因性非てんかん発作の症状は多彩ですが、あまり危険はありません。周囲が騒げば騒ぐほど症状が悪化しますので、心因性非てんかん発作とわかれば、できるだけ放置するのがよい対処方法です。

　てんかん発作か心因性非てんかん発作かわからないので、とりあえず救急病院に搬送する、というのはあまりよい考えではありません。救急病院というのは緊急に治療が必要な患者さんが次々と運ばれてくる場所です。ゆっくり症状を観察して心因性非てんかん発作かどうか鑑別する余裕がない可能性が高いのです。もし、てんかん重積発作であれば、一刻も早く治療を開始したほうがよいわけですから、通常は次々と薬剤が注射されます。運良く心因性非てんかん発作が止まればいいのですが、てんかん発作に使用する薬はしばしば眠気を伴い、場合によっては心因性非てんかん発作を悪化させます。悪化すれば極めて難治

のてんかん重積発作と判断され、全身麻酔による治療になる場合もあります。

　救急病院に運ばないまでも、重症のてんかん発作と考えて、症状を起こすたびに周囲が騒いだり、長時間休ませたり、家から作業所に迎えに来てもらったり、という対応も好ましくありません。逆に「発作ではないからしっかりしろ」などと叱責するとか、顔を叩いて正気に戻らせようというのもよくありません。いずれも症状が固定化したり、悪化したりする危険性があります。

　また、心因性非てんかん発作のある人に対しては、普段の対応がとても重要です。

　心因性非てんかん発作が出現するのは、何らかのストレスがあるのに、それに対して有効な対応ができないからです。ストレスを感じないように自分を抑えすぎると、誰でもうつ状態になったり、体調が悪くなったりしますが、心因性非てんかん発作もそういう症状の1つです。ですから、まずは何がストレスになっているかを明らかにすることと、ストレスを感じた時にできるだけ意識化することです。

　知的障害のない場合、つまり自分の気持ちを言葉に表す能力がある人はカウンセリングを受けるのもよい方法です。知的障害を伴う場合は、発作を起こしやすい状況を把握し環境調整を図るか、発作をしていない時にストレスを言葉で表現できるように促すということになります。

　例えば、仕事を頑張りすぎて心因性非てんかん発作を起こす人がいます。疲れたら休めばいいのですが、とにかくがんばらなければという気持ちが先に立って休むことをしません。疲れてどうにもならなくなって、心因性非てんかん発作を起こします。このような場合には、時間を決めて休憩をとるとか、仕事量を減らすなどの配慮が必要です。

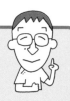

Point 　心因性非てんかん発作

発作時はできるだけ観察のみ。
ストレスの意識化や、軽減する工夫が重要。

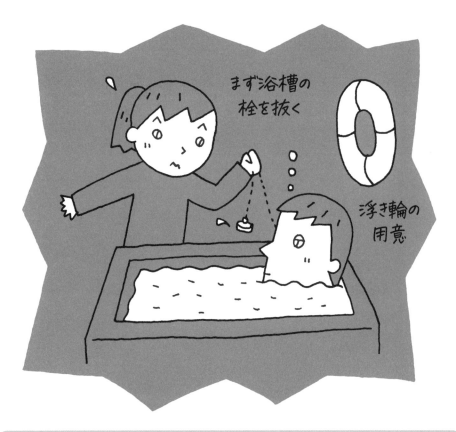

2 特殊な状況における対応

入浴中 ▶ DVD

　てんかん発作による事故のなかで最も注意をしなければならないのは、入浴中に溺れることです。

　家庭などの狭い浴槽の場合は、まずお湯から顔を上げ、呼吸が可能な状態にします。うまくいかなければ迷わず浴槽の栓を抜いてください。意識がない状態で浴槽から引き上げるのは大変ですので、意識が回復するのを待ちます。冬はかぜをひかないか心配ですが、浴槽を空にして、バスタオルでよく身体を拭き、毛布をかけて意識の回復を待つとよいでしょう。

　患者さんが単独で入浴していて、発作の始まりから溺水発見までの時間が不明であれば、浴槽の栓を抜くと同時に、救急車を呼んでください。

　施設などで浴槽が広い場合は、患者さんの上半身を起こして顔をお湯から出してください。けいれんがある場合は、浴槽の中でけいれんが終了するのを待

ちます。その後は人手があれば、意識
回復を待たずに浴槽から上げてもよい
でしょう。浴槽から上げる時、裸のま
まではつるつるすべってうまくいかな
いことがあります。このような時は身
体にタオルを巻きつけるとすべらなく
なります。

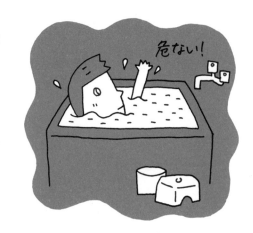

予防として、施設では必ず監視をし
てください。家庭では、患者さんが単独で入浴する場合、時々声かけが必要です。
できるだけ長風呂はひかえましょう。また、家族が寝静まってから、夜中に単
独で入浴するのは危険です。一人暮らしの場合、シャワーだけにするほうが安
全です。どうしても湯につかりたい場合は、お湯を少なめに張るか、きつめの
浮き輪をしてお湯につかるなどの工夫が必要です。

浴室では、溺れるだけでなく、転倒によるケガや、やけどの危険も防止する
必要があります。浮き輪を浴室の壁に立て掛けておくと、転倒した時のケガの
予防になります。

やけどの危険から言うと、お湯が蛇口から出る場合、熱湯と水を自分で混ぜ
る方式には十分注意が必要です。熱湯を先に出した時点で発作になったケース
や、発作時に蛇口に身体が当たって熱湯が出てしまったケースがあります。ま
た、風呂釜で湯を沸かす方式の浴槽の場合、追いだき中に発作が起こると危険
です。時々監視する必要があります。

Point　入浴中

家庭の浴槽では、まず栓を抜く。発作直後に発見した時以外は救急車を呼ぶ。
一人暮らしの場合、シャワーだけにするほうが安全。
施設では必ず監視が必要。
転倒によるケガ、やけどの危険にも注意。

2 特殊な状況における対応

食事中

　食事中に発作が起こると食べ物がのどにつまったり、誤って肺のほうに入ったりしないか心配ですが、意外にそういうことは多くありません。多くの患者さんは、発作時には飲み込む動作も止まり、発作が終了すると普通に飲み込む動作を再開します。食事中にけいれんすると周囲は慌てますが、実際には、けいれん中に口の中の食べ物を取り出すのは不可能です。けいれん発作後やけいれんしない発作で意識をなくしている時に食べ物を取り出すかどうかは患者さんによります。たとえ発作が起こっても食べ物をつまらせないようならそのまま観察するだけでかまいません。しかし、もともと食べ物の飲み込みがよくない患者さんの場合は注意が必要です。発作で意識障害があるとさらにつまらせやすくなるからです。発作が終了したからといってすぐに食事を再開すると、食べ物がのどにつまったり、誤って肺のほうに入ったりすることがあります。注意深く観察するとともに、場合によっては食べ物を取り出す必要があります。

　予防としては、もともと食べ物の飲み込みがよくない患者さんの場合、食べ物を小さく切っておくことが必要です。薄いハムなど、のどに張りつくものは危険ですので特に注意が必要です。

　脱力発作、強直発作などでは、突然頭部を前屈させ、食器をひっくり返すことがあります。やけどをしないように、熱い物を入れた器は遠くに置くなどの配置の工夫や、監視体制を強化する必要があります。食事中に発作を起こしやすい人の場合、発泡スチロールなどをくりぬいた穴に食器をはめ込んで、倒れないようにしておくのも一つの方法です。

> **Point** 食事中
>
> 　もともと食べ物の飲み込みがよくない患者さんの場合は、発作中、発作後ともに注意が必要。窒息のほか、やけどにも注意。

プール

▶DVD

てんかん発作が止まっていない人では、一対一での監視が絶対条件です。発作時の介助は基本的には入浴中と同じですが、周囲の人やプールの監視員を呼び、複数で介助するようにしましょう。まず身体を支えて水面から顔を出します。けいれん中は水の中で身体を支えておきます。けいれん中に無理にプールから引き上げようとすると、身体中傷だらけになりますのでやめましょう。けいれん終了後、できれば意識回復後にゆっくり水から上げるか、もしくは自分で上がってもらうのがよい方法です。

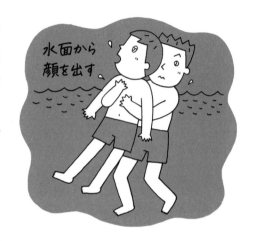

プールから上がるまでは必ず介助者が付き添ってください。連絡などのためその場を離れる必要がある時は、必ず他の介助者に引き継ぎます。すでに溺れている状態で発見された場合は、直ちに救急車を呼ぶとともにプールから引き上げてください。

プールの中では発作がなくても、上がった直後にホッとしてプールサイドで発作を起こし、転倒してケガをすることもあります。転倒する発作の多い人は必ず腕を組んで移動するなどの注意が必要です。

Point プール

一対一での監視が必要。

発作の時、身体を支えて水面から顔を出す。意識回復後にゆっくり水から上げる。

プールサイドでの転倒にも注意。

2 特殊な状況における対応

学校・作業所・職場

いずれの場所でも発作の時の介助はそれほど特別なことはありません。今まで見てきた発作の形に応じて介助をすれば十分です。

どのような場合に救急車を呼ぶか、どのような場合に坐薬か内服薬を使用するかについても家で起こった時と基準に違いはありません。家との違いは、どこまで回復したら活動や作業に復帰させる

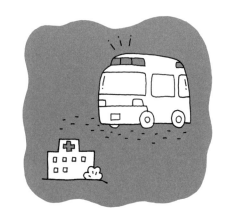

か、家族に迎えに来てもらうかどうかの判断をする必要がある点です。

いずれにしても事前に家族や本人から発作症状を十分に聞き取り、家族や主治医の意見を聞いて、発作時の対応について明確に取り決めをしておくことが重要です。

● 発作時の対応 (救急車・頓服薬)

まず救急車を呼ぶ場合ですが、これはけいれん性てんかん重積状態の時か、倒れて大きなケガをした時のいずれかです。1分程度の全身けいれんでは救急車を呼ぶ必要はありません。特別支援学校に通う児童・生徒のなかには、重積状態を起こしやすい人がいますので、救急車を呼ぶ基準や搬送する病院について、主治医から明確に指示をもらっておくことが必要です。普通学級の児童・生徒や18歳以上の人では頻回に重積状態を起こす人はほとんどありません。今までに起こったことのないような大きな発作が初めて起こることはめったにありませんが、このような場合でも10分間はしっかり観察し、けいれん性てんかん重積状態が考えられた時にだけ救急車を呼ぶようにしてください。

発作時に坐薬か内服薬の指示が出ていることがあります。家で発作が起こっ

た場合に使う薬と同じものですので、そ
れほど危険なものではありません。必要
があれば事前の指示通り、ためらわずに
使ってください。ただし、多くの頓服薬
は続けて使うと慣れて効果が少なくなり
ますので、安易に使うことは避けてくだ
さい。

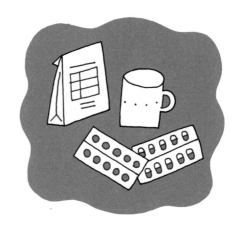

● 発作がおさまった後の対応

　発作後すぐに活動・作業に戻してもよいかどうかは、発作の程度や活動・作業の難易度により判断する必要があります。発作後の頭痛、吐き気、身体のだるさが強い時は、しばらく休んだほうがよいですが、発作前の状態に回復していれば、活動・作業に戻ってもかまいません。学校の場合、休憩時間や放課後であれば、少しその場で様子を見てから判断してもよいと思います。授業中であれば、いったんは速やかに保健室に移動して、養護教諭にゆっくり観察してもらうほうが、本人も楽でしょうし、授業への支障も少ないと思います。大学であれば通常保健センターに看護師がいます。専門学校ではこのような設備はないところが多いと思いますが、別室で少し休める場所があれば十分だろうと思います。発作の多い人の場合は、進路を決める際には事前に確認しておく必要があるでしょう。作業所や職場でも少し横になれる場所があれば十分です。どちらかというと、発作後には周囲が心配しすぎて、本人は授業や仕事に戻りたいのに戻れない場合のほうが多いように思います。基本的には過度の制限をしないことが重要です。

　通学・通所・通勤に支障がない程度に回復すれば、特に家族の迎えの必要はありません。多くの場合、発作の後だからと言って、次の発作が起こりやすいわけではありません。危険はいつもと同じですので、通常単独で行き帰り可能な人であれば、普段通り単独で帰宅させてかまいません。多くの場合しばらく休憩すれば単独で帰宅できる程度には回復しますので、発作後すぐに家族の迎

えを要請せず、しばらく待つほうがよいでしょう。ただ発作が起こったのが夕方で、ゆっくり休んでもらう時間の余裕がない場合は、迎えを要請するか自宅まで送ることも必要になる場合があります。また、時には一度発作が起こると決まって同じ日に2回3回と発作が続いて起こる人もいます。頓服薬を飲ませることで次の発作が予防できるかどうかはわかりません。このような人では発作時の指示をよく話し合っておく必要があります。

● 日々の活動中の配慮

学校活動では先に述べたプールや階段は注意が必要ですが、それ以外は基本的に問題ありません。体育は基本的にすべて参加可能です。マラソンについても特に問題はありません。運動している間はむしろ発作の起きにくい人が多く、運動で発作が誘発される人はごく少数です。技術・家庭科や理科の実験では、火の取り扱い、危険な機械の操作については、十分な注意が必要です。

作業所や職場で日常的に行う仕事については一定の配慮が必要になります。自動車については、運転に支障のある発作が過去2年以内に起こった場合、道路交通法により道路での運転は禁止されています。会社の敷地内での自動車、フォークリフト、パワーショベルなどの運転・操作は道路交通法の規定外ですが、発作のある人は当然避けるべきです。また、高所での作業、危険な機械の取り扱いも日常的に行うことは避けるべきですが、時々であれば、監視をするなど注意して行うことは可能と思います。職場での不規則勤務、夜間勤務は睡眠のリズムが崩れて発作が起きやすいため、避けることが望ましいのですが、発作がないか少ない人の場合は実際にしている人も少なくありません。本人が希望した場合にはこのような勤務を行ってみることは1つの選択肢ではありますが、もし発作が増えるようなら、日中の規則的な勤務に戻す必要があります。

● 旅行への参加

修学旅行や作業所・職場からの旅行ですが、基本的に参加可能です。ただ発作の多い人、特に重積状態を起こす可能性のある人の場合、医療機関から遠い

スキー場などに行くのは要注意です。都市部であればいくらでも病院はありますので心配はありません。旅行中のトラブルとしては、薬を持参するのを忘れることが一番問題です。この場合旅行先で医療機関を受診し、事情を話して、薬を必要な日数だけ処方してもらうしかありません。実際によくあるのは薬の飲み忘れ、睡眠不足、大量の飲酒による発作の出現

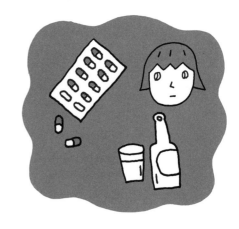

です。特に中学・高校の修学旅行では、薬を飲み忘れ友だちと騒いで一晩中起きていたために翌日発作を起こすことがよくあります。職場では飲酒が問題になります。旅行以外でも歓迎会、送別会などで上司に無理やり飲まされることがあり、このため翌日発作が起こりやすくなることがあります。発作のある人は初めから飲めないとはっきり言っておいたほうが無難です。

Point　学校・作業所・職場

全身けいれんが長く続くか大ケガの場合は救急車を呼ぶ。
坐薬・頓服薬の使用基準は事前にしっかり確認しておく。
発作後少し休んで元気になれば活動を再開可能。
休むのは学校なら保健室。なければ横になれる場所があればよい。
しばらく休んでも一人で帰宅が無理なら家族の迎えか自宅まで送る。
旅行の時は、薬を忘れない、夜ふかししない、深酒しない。

［著　者］

川崎　淳（かわさき　じゅん）

1963 年生まれ。

1987 年京都大学医学部卒業。

1989 年国立療養所（現国立病院機構）宇多野病院レジデント。

1992 年同病院精神科医師。2001 年同病院精神科医長。2005 年より川崎医院院長。

［編　集］

公益社団法人日本てんかん協会

〒 170-0005　東京都豊島区南大塚 3-43-11　福祉財団ビル 7F

TEL：03-3202-5661　FAX：03-3202-7235

https://www.jea-net.jp/

［装　丁］菅田　亮
［イラスト］川本　浩

付録：DVD てんかん発作と介助

　企画／公益社団法人日本てんかん協会

　作・構成・出演・ナレーション／川崎医院 院長　川崎淳

　出演／川崎医院 看護師　杉本毅

　撮影・映像編集／株式会社 VIEW

　＊本書の内容およびDVDの無断複写・複製を禁じます

「てんかん」入門シリーズ1
てんかん発作こうすればだいじょうぶ
発作と介助【改訂新版】

2008 年 8 月 20 日　初版発行

2014 年 8 月 5 日　改訂版第 1 刷発行

2019 年 8 月 20 日　改訂版第 5 刷発行

2021 年 10 月 31 日　改訂新版発行

著　者	ⓒ川崎　淳
編　集	公益社団法人 日本てんかん協会
発行者	田島英二
発行所	株式会社 クリエイツかもがわ
	〒601-8382　京都市南区吉祥院石原上川原町21
	電話 075 (661) 5741　FAX 075 (693) 6605
	ホームページ　https://www.creates-k.co.jp
	info@creates-k.co.jp
	郵便振替　00990-7-150584
印刷所	モリモト印刷株式会社

ISBN978-4-86342-316-9 C0036　　　　　　　　　　　　printed in japan

公益社団法人 日本てんかん協会（波の会）からのご案内

てんかんについて話しやすい社会を！

100人に1人

てんかんのある人はおよそ **100万人** と推定されます。子どもから高齢の人まで、誰でも発症する可能性があります。

治療可能な脳の病気です

てんかんは適切な医療を受けることで、およそ **7割以上の人が** 発作をコントロールできます。発作の症状はピクンとするものから倒れるものまでさまざまあります。

地域診療ネットワーク、**公的医療費、福祉サービス、生活支援**など、利用できるいろいろな社会資源があります。

社会サービスの活用

ひとりで悩まないでください
相談専用ダイヤル
TEL: 03-3232-3811
月・水・金曜日（平日のみ）
12：00～17：00
<公益財団法人 JKA（競輪）補助事業>

無料相談ダイヤル

世界てんかんの日（IED）

国際てんかん協会と国際抗てんかん連盟は、2015年に **2月の第2月曜日**を「**世界てんかんの日**」としました。国内では、**日本記念日協会**が公式記念日に登録しました。

てんかん月間
てんかんを正しく理解する月間

1983年からてんかんについてもっと皆さんに知ってもらうために全国で**キャンペーン**を行っています。2013年からは、**日本てんかん学会**といっしょに **10月** に実施しています。

あかりちゃん

 jea 公益社団法人
日本てんかん協会
https://www.jea-net.jp/ ｜てんかん協会｜ 検 索

あかりちゃん（てんかん運動マスコットキャラクター）
"てんかんにもっとあかりを！" がキャッチフレーズのてんかんのある5歳の女の子です。全国のてんかんを知ってもらう活動で多くの市民の皆さんと交流したいと思っています。